在宅医療の職分

杉山 昂
SUGIYAMA TAKASHI

幻冬舎MC

在宅医療の職分

はじめに

世界でも類を見ないほどの高齢化が進む日本では、増え続ける医療ニーズへの対策が喫緊の課題となっています。医師や看護師の不足、地域偏在の問題に加え、国の医療費削減のために病床数を減らしていく方針が進められていることもあり、急性期をはじめとする病院医療は逼迫しています。近年ではコロナ禍の影響も加わり、救急の受け入れを拒否したり入院が困難になったりと現状の病院医療における問題点が顕在化しました。

外来も高齢者医療の受け皿として十分に機能しているとはいえない状況です。日本の医療は臓器別・診療科別を基本とするため、複数の疾患をもつケースが多い高齢者は受診先が多く通院の負担が大きくなります。また、身寄りがない高齢者にとっては、医師から処方された薬を正確に飲むことも難しく、時間や回数、量を間違えてしまうなど服薬管理に関するトラブルはあとを絶ちません。

さらに、高齢者の多くは住み慣れた自宅で最期を迎えたいと希望しているにもかかわらず、今の高齢者医療ではそうした患者の思いが叶わない現状があります。

医療技術の進歩により延命治療が可能になったことで、回復の見込みがなくなっても病院へ搬送されるケースが多く、高齢者の尊厳が守られにくいという状況も生み出しているのです。

このように、増え続ける高齢者に対し適切な医療サービスを提供する体制が整わないままでは、高齢者が最期まで安心して人生をまっとうすることが困難であり、日本の高齢者医療はもはや危機的状態にあるといえるのです。

私は２０１６年に大学を卒業して医師となり、精神科医として総合病院に勤務していたときに、この非常事態ともいえる高齢者医療の現状に危機感を抱くようになりました。病院における治療が終わり退院したにもかかわらず、自宅で満足に暮らせるどころか、病気を再発してしまい、また病院に戻ってくるという患者を何人も見たのです。以前から日本の高齢者医療において問題視されてきた患者の再入院率の高さを身をもって経験したことで、私は高齢者が自宅で安心して暮らしていける医療の必要性を改めて実感しました。

そしてこの問題を解決する手段として、私は自宅などに医療従事者が訪問して診療を行う在宅医療がこれからの日本の高齢者医療における救世主となると考え、

２０２０年に、24時間３６５日対応の在宅療養支援診療所を開設しました。開設当初は10人以下だった患者も、３年が経った現在ではその数が累計で６５０人を超えようとしており、在宅医療のニーズがどれだけ高いのかは身をもって感じています。

　終末期に携わる機会が多い在宅医療は、人としての尊厳を守るやりがいのある仕事です。また、通院困難などで外来での医療が思うように継続できない患者の受け皿になるなど、高齢者医療において重要な役割を担います。さらに、患者に最も近い立場として、地域医療のなかでほかの医療・介護施設との連携の主導権を取るなど、リーダーシップを発揮できる立場でもあります。昨今はデジタル技術の向上などにより、柔軟な発想や創意工夫を活かして医療の質の向上を目指せる分野であるともいえます。

　在宅医療こそ超高齢社会に突入した日本を支える高齢者医療の中核であり、屋台骨であり、今最もスポットライトが当たるべき先導者でもあるのです。

　本書では超高齢社会におけるそんな在宅医療の職分を詳しく紹介します。在宅医療は勤務医や開業医としてキャリアを積んだ年配の医師が行う〝最後の奉公〟

のようなイメージを多くもたれます。しかし、超高齢社会に突入した日本において、最もやりがいや魅力があり、若い年代の医師こそ目指すべき仕事です。

この本を読んで、今後のキャリアを考えている医師や医学生が一人でも多く在宅医療という選択肢に目を向け、その扉を開くきっかけになれば、これ以上の喜びはありません。

目次

第二章
これからの高齢者医療は在宅医療が担っていく
在宅医は超高齢社会に突入した日本の救世主

第三章
患者の「最期まで自分らしく」を叶える仕事
高齢者それぞれの尊厳を守る〝在宅医の使命〟

第四章
多職種と連携して患者を支える仕事
在宅医は地域包括ケアシステムを指揮するリーダー役

第五章
最新の医学的知見とテクノロジーを駆使し、日々成長し続ける在宅医は幅広い知識や経験を備えたジェネラリスト

第六章
高齢者医療のさらなる充実を目指して
日本を支える在宅医療の未来予想図

第一章

ベッドが足りない、医師もいない、家族の負担は増すばかり……

地域における高齢者医療はもはや非常事態

医療需給バランスの崩れで高齢者が犠牲に

日本が直面している少子高齢化問題は経済の縮小や社会保障制度の破綻リスク、過疎化による地方自治の弱体化など多岐にわたり、国の存続にも関わる問題となってきています。

こうした少子高齢化問題は医療分野も例外ではありません。若手の人材不足は今やどの業界でも叫ばれているところですが、医療においては特に都市部に医師が集中し、地方との格差が顕著になっていることが問題となっています。二次医療圏（救急医療を含む一般的な入院治療が完結するよう設定された区域）における大都市、地方都市、過疎地域の各医療圏の医療施設従事医師数は、過疎地域での減少が顕著になっているのです。

もちろん各都道府県の全人口も考慮しなければ公平な比較とはなりませんが、実際に過疎地域医療圏と呼ばれるエリアは存在しており、必要な人に必要な医療が迅速に提供されているとはいえない実状が浮き彫りになっていることは確かです（出典：平成30年2月　厚生労働省医政局「医療偏在対策について」）。

［図１］各医療圏の医療施設従事医師数の増減（2008年→2014年）

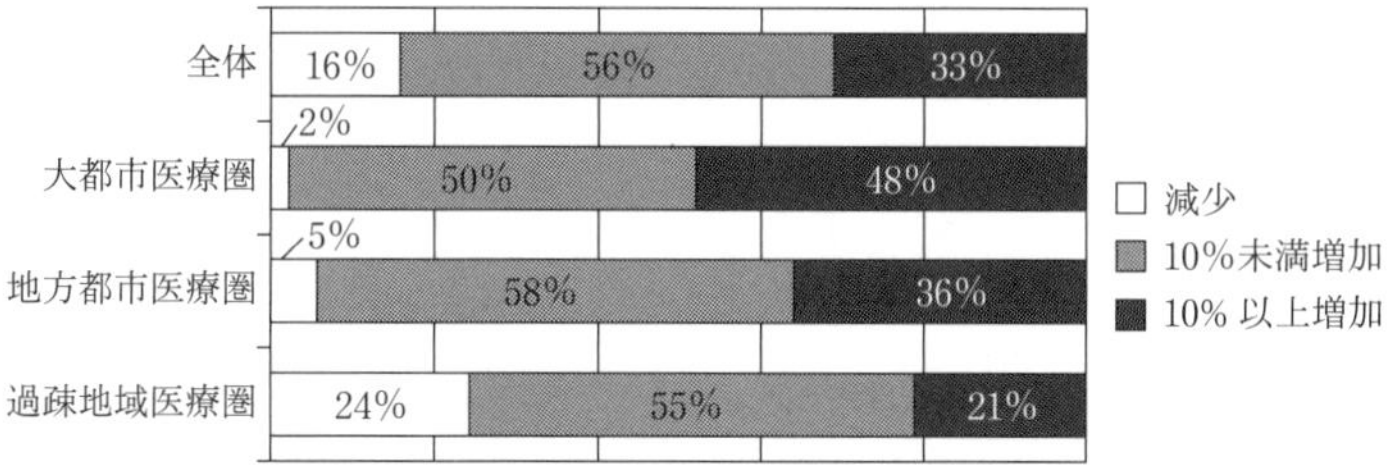

備考：大都市医療圏（52圏域）：人口100万人以上又は人口密度2,000人／㎢以上
地方都市医療圏（171圏域）：人口20万人以上又は人口10万～ 20万人かつ人口密度200人／㎢以上
過疎地域医療圏（121圏域）：大都市医療圏にも地方都市医療圏にも属さない医療圏
※２次医療圏については、2014年時点のもの（全344圏域）
出典：平成30年２月　厚生労働省医政局「医療偏在対策について」

また、医療費の増大も喫緊の課題です。厚生労働省が毎年発表する「令和３年度　医療費の動向」によれば、２０２１年度の概算医療費は約44兆円で統計を取り始めた２０００年度以降で過去最高を記録しました。医療費を含む社会保障費の割合は、国家予算総額の３割以上を占めています。増え続ける医療費は国の経済基盤をも揺るがしかねないのです。

　これに対し、国は適正な医療資源の配分を念頭においた医療施設の整理を行っています。病床数の削減もそうした対策の一つです。病床数は医療費と強い連動性があることは広く知られており、医療費削減は、病床数の見直しなしでは達成できないとさえいわれています。こうした背景から、わが国では１９８５年に病床規制を盛り込んだ医療法改正が行われ、１９８９年以降、都道府県ごとに医療計画が策定され病床規制が始まりました。病床数は減少の一途をたどり、ここ15年ほどを見ても２００７年には総病床数が約１６２万床だったところ（厚生労働省「平成19年〈２００７〉医療施設〈動態〉調査・病院報告の概況」）、２０２３年４月末時点で約１４９万床に至っています（厚生労働省「医療施設動態調査〈令和５年１月末概数〉」）。

　こうした経緯から高齢者医療にも、需給バランスが崩れるなどのひずみが起こってきています。顕著な一例として高齢者の入院困難が挙げられます。病院は機能別に4区分（高度急性期、急性期、回復期、慢性期）あり、高齢者に限らず病気になるとまず急性期病院（高度な医療を必要とする場合は高度急性期病院）への入院が検討されます。しかし、近年、高齢者の増加に比して以前なら入院加療が相当とされた病状でも、外来で様子を見るケースが増えています。

　高齢者の場合、複数の基礎疾患や合併症のある人が多く、普段から服用している薬も多岐にわたります。病院側は救急要請を受けても、対応するための人員や設備等が確保できないからと、受け入れを渋る傾向があることは否めません。もし認知症や精神症状があると、精神科のある病院でないと対応が困難であるため、受け入れ先の候補はさらに限られてしまいます。

この傾向はコロナ禍をきっかけに、より顕著となりました。コロナ対応に追われその他の事由での救急受け入れの余裕がますますなくなってしまったからです。新型コロナウイルス感染症の感染症法による分類が２類から５類へ変更されたことにより、状況は変わってくると思いますが、国の病床数削減の方針が見直される予定はなく、高齢者医療を病院が担う比重は今後、ますます小さくなっていくことは間違いないといえます。

医学の進歩により、外来で行える医療内容も増えてきたのは確かです。がん治療を例に挙げれば、かつて抗がん剤投与には入院が必須でしたが、今ではがん種や病状によるものの、その多くが通院で行えるようになっています。これも薬剤や投与法の進歩等で、回数が少なくてすんだり、副作用を抑える処方が可能になったりしたことが背景の一つといえます。

しかし、入院加療が必要と思われる病状の患者までもが病院で受け入れ困難になっているケースが存在しているのは問題です。

退院後も高齢者を悩ませる通院負担

急性期病院では、国から在院日数の短縮化も求められています。在院日数が不要に延びることは、患者のＡＤＬ（日常生活動作）の低下を招いたり、院内感染リスクが高まったりして医療の質の低下につながりかねないことや、入院中は社会から隔離されてしまうことでＱＯＬ（生活の質）の低下にも結び付くという考えによるものです。

しかし高齢者において、退院の見極めには慎重な判断を要します。入院の原因となった疾患が完治し、元の生活に戻れるのであれば、退院後も安心して家に帰れるはずですが、高齢者の場合はそうならないケースもあるからです。つまり、入院期間中に身体機能や認知機能が低下してしまっている場合があったときは、元の生活が難しくなってしまうことが多々あるということです。

ただ実際には、国の施策により急性期病院は入院期間が14日を超えると診療報酬が大きく下がることになるため、入院後すぐに退院調整を始めるほど病院では切羽詰まった対応に追われるのが実状です。

したがって高齢者は特に、退院後も外来治療でフォローアップを受けなければその後の健康状態の安定化や向上がなかなか望めないことになります。たとえ問題なく自宅での生活ができる状態で退院したとしても、しばらくは経過観察を目的に、定期的に通院することになる場合もあります。ほとんどのケースで、退院したら医療とはきっぱり縁が切れることはなく外来通院を強いられることになってしまうのです。

もちろん高齢になればなるほど通院の負担は増していきます。高齢者は身体的な制限があり、車いすや杖、歩行器などの支援具を使用することもあるため、移動に時間が掛かる場合がほとんどです。交通機関を乗り継ぐ際、階段の多い駅は負担になりますし、時間帯により電車やバスが混雑していればそれも苦痛を与えます。加えて、病院は家と比べると患者本人にとって環境の異なるアウェーな場であるため、リラックスしにくく、医療従事者に対する緊張や不安も増幅されやすいことが考えられます。そのようなことが原因で、病気を治すために通院しているのに、かえって健康状態を損ねてしまうとなると本末転倒です。

また、家族の付き添い自体が、昨今は難しくなっている家庭も少なくありません。昔こそ同居家族が世話を引き受けることが普通に行われていましたが、今は独居や、高齢夫婦だけの世帯で身内でのケアが難しかったり、同居家族がいても仕事をもっていたりなどで、ケアする体制がつくれない家庭も増えています。通院の負担は患者だけでなく、家族の生活にも大きな影を落とすのです。

縦割り医療ゆえのムダや重複が問題の外来医療

高齢者の通院負担を大きくしている要因には、今の日本の医療体制が診療科別、いわゆる〝縦割り〟であることも挙げられます。

日本では、診療科目が臓器や機能ごとに独立して発達してきた歴史があるため、診療科別の医療体制がスタンダードになっていることは周知の事実です。患者にとってもそれが当たり前で、目の調子が悪ければ眼科、足腰が痛ければ整形外科、排尿の悩みがあれば泌尿器科といったように、部位ごとに受診先を変えています。確かに専門性が高く、高度な医療が提供されること自体は医療の進歩のなせるわざであり、国民への恩恵も大きいといえます。

しかし高齢者医療の観点では必ずしもいいことばかりとはいえません。高齢者は慢性的な病気や認知症など、複数の病気を併せ持っているケースが多数を占めます。しかし、診療科別の医療体制では、それぞれの専門分野に特化した医療しか提供できません。高齢者の医療ニーズが増え続けている現状に対し、縦割り体制では供給不足に陥り、日本の医療が破綻するリスクもはらんでいます。

また、多剤処方や検査の重複も見過ごせない問題です。診療科別、かつ診療科間の情報共有も不十分といわざるを得ない現状において、複数の病気に対して複数の医療機関から薬が処方された結果、同じような作用のある薬が重複していたり、飲み合わせが考慮されていなかったりするケースが生じやすくなっています。一例を挙げると、整形外科から処方される痛み止めの薬には、潰瘍《かいよう》ができやすいものがありますが、そのことが把握されないまま、内科で抗凝固薬が処方されると、その潰瘍から出血を起こしやすくなり、場合によってはある日突然吐血や下血をするなどといったアクシデントも起きかねません。

こうした薬の相互作用による問題は年代を問いませんが、特に複数の疾患を併せ持っていることが多い高齢者は、服用する薬の量や種類も多いので頻発しやすいといえます。厚生労働省による「高齢者の医薬品適正使用の指針　総論編」によれば、75歳以上の高齢者で3種類以上の薬剤を使用している割合は60％を超えており、うち約25％が7種類以上の薬剤を使用しているとされています。

それぞれの医療機関で必要と判断して処方しているのは確かであっても、ほかの医療機関でどんな薬をどれだけの量を処方されているかは、各診療科でその患者を担当する医師たちが詳しく把握していないため、医師それぞれが気づくことができていないことも問題です。

外来の「できているはず」「やっているはず」が患者を苦しめる

病気の治療はそのほとんどが、診察室だけで完結するものではありません。薬を処方し、それを正しく服薬してもらうことが完治の大前提のもと、医師は治療計画を立てます。生活習慣病に代表されるように、生活習慣の改善も治療の大きな柱となり、自宅や施設などの院外で適切な生活習慣を実践することが治療計画に組み込まれるものも多数存在します。

しかし医師は毎日多くの外来患者に対応しており、忙しさから服薬や生活習慣の状況を詳しく把握するには限界があります。一方、患者も自分に都合の悪いことは言いたくないといった心理から、薬が適切に服用できていなかったり、生活習慣の乱れが直せていなかったりしても、医師に聞かれたときに正直に話せず、その場をとりつくろってしまう傾向があります。

その結果、医師が「できているはず」「やっているはず」の前提で治療を続けてしまい、患者はできていないことを言い出せないまま、病気の経過が悪くなってしまうといった事態が起こりやすくなるのです。

具体的に昨今、顕著になっているのが残薬の問題です。

私は医学部卒業後、精神科専門医を目指し国立国際医療研究センターで勤務医として学んでいた経験があります。その精神科の勤務医時代に、統合失調症で入院していた30代男性が、一時退院したものの1カ月後に再入院となったケースがありました。患者本人や家族に事情を聞いたところ、処方薬をほとんど飲んでいないとのことです。副作用がきつく、さらに本人が薬を飲むと体に毒だと思い込んでしまったのがその理由です。なお、これは「被毒妄想」と呼ばれ、統合失調症の症状の一つとして知られています。

精神科の入院患者は、用法、用量を守った服薬が家で続けられないケースが他科に比べても多く、症状が再燃、再発しやすいため、再入院率が高い傾向があります。しかし、服薬が続けられないという問題は、精神科に特有というわけではありません。むしろ高齢者においては、精神科に限らず慢性疾患をもっている患者に共通していえる傾向です。

服薬による眠気などの副作用でめまい、ふらつきがあっても外来でなかなか相談できず、薬を飲まなくなってしまうということが、高齢者にはよく起こります。外来時に相談してくれればいいのですが、何も言わずに薬を飲まなくなってしまうので、医師としては依然として処方を続けてしまうというわけです。

統合失調症の患者を対象にした「精神科医療における服薬アドヒアランス向上とメンタルヘルスリテラシー教育」（齋藤百枝美、２０２１年）という調査では、最初の１週間で薬を処方どおりに飲まなくなってしまう人が多いという報告もあります。高齢者も、認知症などで薬剤の服用方法や副作用の注意点が理解できず、薬剤の誤った使用や薬剤の間違った組み合わせが生じることがあります。認知症でなくても薬の飲み忘れは起きてしまうため、高齢者で多剤処方されていると管理が難しいのは想像に難くありません。

しかしこうした現状に対し、医師がなかなか服薬の難易度にまで気が回らずに薬を増やしてしまったり、実際に患者が服薬できていなくてもその状況を把握せずに処方し続けたりしてしまうといった問題が起こりがちです。

例えば、糖尿病患者に対するインスリン注射は1日3回を必要とするケースも確かにあります。しかし食事が満足に取れないケースや、認知機能の低下による注射を打ち忘れる、または重複して打ってしまうケースもあり、治療に難渋することも頻繁に起こります。したがってそれを考慮した治療が必要であり、教科書どおりの処方をしても適切な治療効果が得られないのは明白です。

一番の問題は、多忙な外来診療のなかで、患者がどの程度処方どおりに服薬しているか(服薬アドヒアランス)チェックする十分な時間や、体制が取りにくいことにあると私は考えています。往々にして外来診療時、特に慢性疾患で定期通院している患者は、無意識のうちに「いい人」を演じてしまう傾向があります。多少、調子が優れなかったりしても、薬を増やされたくないし面倒な検査も受けたくないので当たり障りのない受け答えに終始しがちです。

残薬や多剤処方の問題に対し、厚生労働省は2021年に「高齢者における多剤併用に係る適正使用・適正管理に関するガイドライン」を改定し、多剤併用に関する指針を示すなど、高齢者における薬物治療の適正化に向けた取り組みを進めています。しかし、実際の診療の場における患者と医療従事者とのコミュニケーションや、そもそも複数診療科の受診といった根本的な問題を解決しない限り、迅速な解決には結び付きにくいのが現状なのです。

外来診療だけでは実態を把握しにくいのは、服薬のことだけではありません。特に生活習慣病では薬物療法だけでなく、生活指導も治療の大きな柱となりますが、指導内容を実践しているかどうかは患者の自己申告で判断するしかありません。

しかし、当の患者は、生活習慣の改善ができていなくても、正直に言って怒られることを恐れ、なんとかごまかしてその場をしのごうとするケースが多々あります。

生活習慣病の場合、そもそもその名前が表すように、ほとんどは生活習慣に問題があって発症、増悪するにもかかわらず、外来ではその実態を正しく把握することが困難というジレンマがあります。また、仮に把握できたとしても、今の外来診療では一人にたっぷり時間を掛けてきめ細やかな指導をする余裕もなかなかありません。服薬と同様に、生活習慣指導においても精度の高い個別対応をするには、外来診療には限界があるのです。

病状が良くなっているならまだしも、悪化しているようなときには、薬が効いていないのか、それとも生活習慣が悪いのか、はたまた薬をきちんと服用していないのか、患者の話だけでは区別がつきにくく、治療に難しさを感じている医師は多いのです。

通院困難になると、医療とのつながりが断たれてしまう

患者のＡＤＬ低下や、付き添いなどで掛かる負担に家族が耐えられなくなることにより、治療途中で通院が困難になるケースも高齢者には多々見られます。高齢者が複数抱えている慢性疾患は定期的な継続通院によるコントロールを必要とします。急性の病気や怪我のように、ある時点で完治するものではないのです。

こうしたことから、退院後の十分な継続治療やケアが受けられなくなってしまった高齢者はいわば医療とのつながりが断たれた状態で、家にいるしかありません。具合がとても悪くなれば家族や知人が救急搬送を依頼することにはなりますが、急性期医療はパンク寸前で、重症でない限り受け入れが難しい状況です。外来に連れていけたとしても、その後の通院が困難であれば実質、その場限りの医療になってしまい、長い目で見ての改善は期待できません。

独居の場合はさらに深刻です。ひきこもりがちで近所付き合いのない人も多く、ひとたび医療が途切れてしまうと、健康状態が悪化してもなかなか気づかれないために発見が遅くなってしまうのです。地域の民生委員や近所の住民、また郵便局員や配達業者など地域を巡回する職種の人などが異変に気づき、自治体へ連絡が入って分かる場合もありますが、そのときにはすでに重篤化していることも少なくないのが実状です。

「介護施設で誤嚥《ごえん》」から分かったこと

勤務医時代、私は高齢者が誤嚥《ごえん》で救急搬送されることにある違和感を抱いていました。それは、自宅からだけでなく介護のプロが食事介助をしているはずの介護施設からも、誤嚥を理由とした要請が多いということです。

その答えが自分なりに見つかったのは、勤務医だった頃のことです。介護施設は病院などの医療施設とは違い、入所者の生活の場です。施設ではできるだけ自宅にいるかのようにリラックスし、暮らしの楽しみを感じながら日々過ごしてもらえるよう配慮されます。

そのなかでも、食事は別格で、できるだけ自分の口から食べて、よく味わい飲み込むことは、生きていくうえで一番の幸福になるといっても大げさではありません。

たとえ嚥下機能がかなり落ちてしまっていても、食べたい意欲のある高齢者は多いものです。

それが分かっているからこそ、施設ではスタッフができるだけ長く、口から食べられるようにと、一人ひとりの嚥下機能に合わせてメニューの工夫をしたり介助をしたりするのです。

そうはいっても、メニューの工夫や食事の介助は口で言うほど簡単なことではありません。嚥下機能は常に一定ではなく、ちょっとしたことで落ちてしまうからです。そしてどんなに介助者が注意を払っていても、たまたま調子が悪かったり口の中が乾き気味だったりして、うまく飲み込めずに誤嚥を招いてしまうのです。

また、医療施設では誤嚥に対する考え方が異なり、口から食べるよりも栄養を取ることが重視されることもあります。したがって、嚥下機能が低下し飲み込めない状態に対しては、胃ろうや点滴などの方法による栄養摂取が検討されます。

医療施設において誤嚥性肺炎を起こして命を落としてしまうよりは胃ろうや点滴にするほうが安全であるというのは至極まっとうな考え方です。私自身も医療者であり、この考え方が間違っていると言いたいわけではありません。

しかし、大量の薬や厳しい生活指導など、診療内容が患者の普段の生活とあまりに折り合いがつかなければ、結局医療資源の無駄になり、患者も外来へ行くだけ無駄だと考えるようになってしまいます。それに、患者が快適な生活を送るとか、自分らしく生きるといったことまで考慮したうえでの診療を行うには、外来では限界があると考えざるを得ません。

「住み慣れた場所で、穏やかに」が叶わない現実

高齢者医療にはもう一つ、避けては通れない終末期医療を巡る問題があります。生と死はひと続きです。死はタブー視されやすいテーマですが、高齢者医療を考えるうえで終末期医療や看取りは無視することのできない要素です。

内閣府の「平成29年　高齢者の健康に関する意識統計」によると、自宅や施設などの生活の場で亡くなりたいとの意向をもっている人が7割以上であるという

［図２］ 医療機関における死亡割合の年次推移

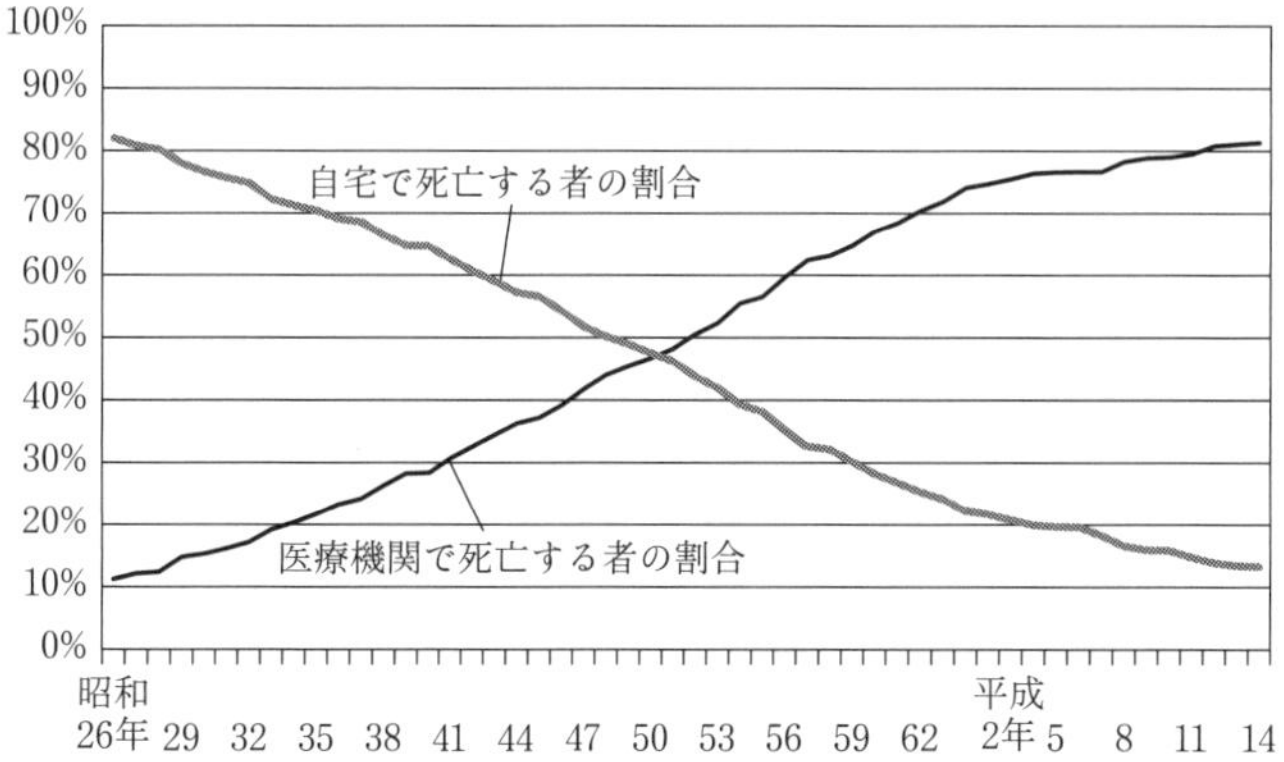

出典：厚生労働省大臣官房統計情報部「人口動態統計」

結果が出ています。

しかし、厚生労働省の「人口動態統計」によると、平成初期以降から約８割の人が病院で死を迎えていることが浮き彫りになっています。

このギャップを生み出している要因として、自宅での看取りを行う体制が整っていないことや、それゆえ家族に不安があり、いざというときに病院を頼ってしまうということが少なからずあると考えられます。

もちろん、病院医療において最優先されるべき事項は「患者の救命」です。私も勤務医時代、家族の強い要望や患者の意思を確認することが叶わずに、回復の見込みがないと判断される患者に人工呼吸器装着の措置がなされるのを何例か見てきました。

そのような状況下で、自分がいつ亡くなるかを完全に他人の手に委ねてしまうことは、患者にとって無念ではないのだろうか、と考えさせられました。医療に携わる人のなかにも、同じような思いを抱いたことのある人がいると思います。

このように考えると、延命ありきの終末期医療は、穏やかな死と逆行するとさえ思うことがあります。回復の見込みがないとなれば、できるだけ苦痛なく安らかに、と家族は願うものですが、病院はそれを叶える場として適しているとはいえないのです。

看取りのために特別対応できることには非常に限りがあります。どんなに重篤であっても、病院は自宅のように融通の利く場ではありません。いよいよ最期のときを迎え、家族が患者を囲んで静かに見守りたくても、病室の外では看護師が行き来したり、機械の音や館内アナウンスが響いたりなどで、落ちつく環境とはいえないのが実状です。

こういった環境の変化は、特に認知機能の低下した高齢者には悪影響を及ぼし、夜間せん妄と呼ばれる混乱した状態をつくり出しやすくなります。せん妄とは、急性の意識障害の一種で、受け答えが鈍くなったり、興奮して大声を出したり、無意味に歩き回ったりするなど多様な症状を呈します。薬剤が原因になることもあるのですが、ストレス、発熱、体の痛みなどが誘因となることも少なくありません。

これが夜間に起こるのが夜間せん妄で、昼とまったく別の環境にいるかのような強い不安感がおそい、落ちつかなくなってしまうのです。理由がなく動き回ってしまうことも多いため、安全を確保するために抑制（ミトンやベルトなどで動作に制限を設ける）せざるを得ないケースもあります。しかし抑制がせん妄を悪化させてしまう恐れもあるため、慎重な判断を要します。

私は急性期の精神科で勤務していたこともあり、患者さんを抑制せざるを得ない状況が何度もありました。たとえ患者の安全確保のためとはいえ、身体動作の自由が奪われてしまうため、抑制は人としての尊厳が守られた状態とは言い難いものがあります。

また、医療機関も治療により回復の見込みがある段階では手を尽くしますが、それが叶わず時間の問題となると、医師はほかの助かる見込みのある患者を診なければなりません。そうした優先順位をつけることが、患者や家族にとっては冷たく感じられるものです。

こうした病院側の対応の限界から、もっと静かな場所で見送りたかった、もっとたくさん話し掛けたかった……など、遺族に悔いが残ることも決して少なくありません。

もちろん看取りに対し十分に配慮の行き届いた施設もあると思いますし、働いている医師、看護師等のスタッフは皆、使命感をもち、精いっぱいのことをしているのはよく分かります。しかし時にはそれが報われず、患者にとってこれで本当に良かったのか、あるいは家族にとってはどうだったのか、ともやもやした思いにさいなまれることもあるのではないかと思います。

看取りだけではなく、病院にしろ、クリニックにしろ、こと高齢者に対して自分ができることの限界を感じたり、自分が行った治療が本当に患者のためになっているのかの手応えが得られにくかったりして、やりがいが損なわれているとしたらもったいないことです。

医療従事者であれば誰もが「質の高い医療」を目指し、日々奮闘していることと思います。しかし、高度な医療機器や優れた効き目の薬がそろっていさえすれば質の高い医療ができるのか、と問われれば、少しでも実務経験があればＹｅｓとは言えないはずです。質の高い医療はもっと患者と距離を近くして、患者と対話し、何を望んでいるかに耳を傾けることにこそ、実践のヒントがあるように思っています。

そして、それを叶えられるのが、今まさに私が取り組んでいる在宅医療だと思うのです。

第二章

これからの高齢者医療は在宅医療が担っていく
在宅医は超高齢社会に突入した日本の救世主

医療を必要とする高齢者の受け皿に

病院における慢性的な人手不足や機能別再編に伴うベッド数削減、外来でのＡＤＬ低下や診療科別体制による通院負担増といった問題は、日本における病院や通院医療の限界のあらわれといえます。特に急性期治療を終えた高齢患者が、回復期、慢性期に必要とする医療の提供と、終末期を迎える場所としての病院の機能は、国の医療費削減の方向性を鑑みても、今後も縮小の方針が変わることはないといえます。

そこで、高齢者を取り巻く深刻な問題を解決する方策の一つとして注目されているのが、病院やクリニックなどの医療機関への通院が困難な患者に対し、自宅や施設で必要な医療やケアを提供する在宅医療です。これまで通院を前提とする外来と病院が担ってきた、終末期医療やケアの新たな受け皿となり得る医療の形です。

具体的には以下のような医療やケアが含まれます。

［図3］在宅医療が担う医療・ケア

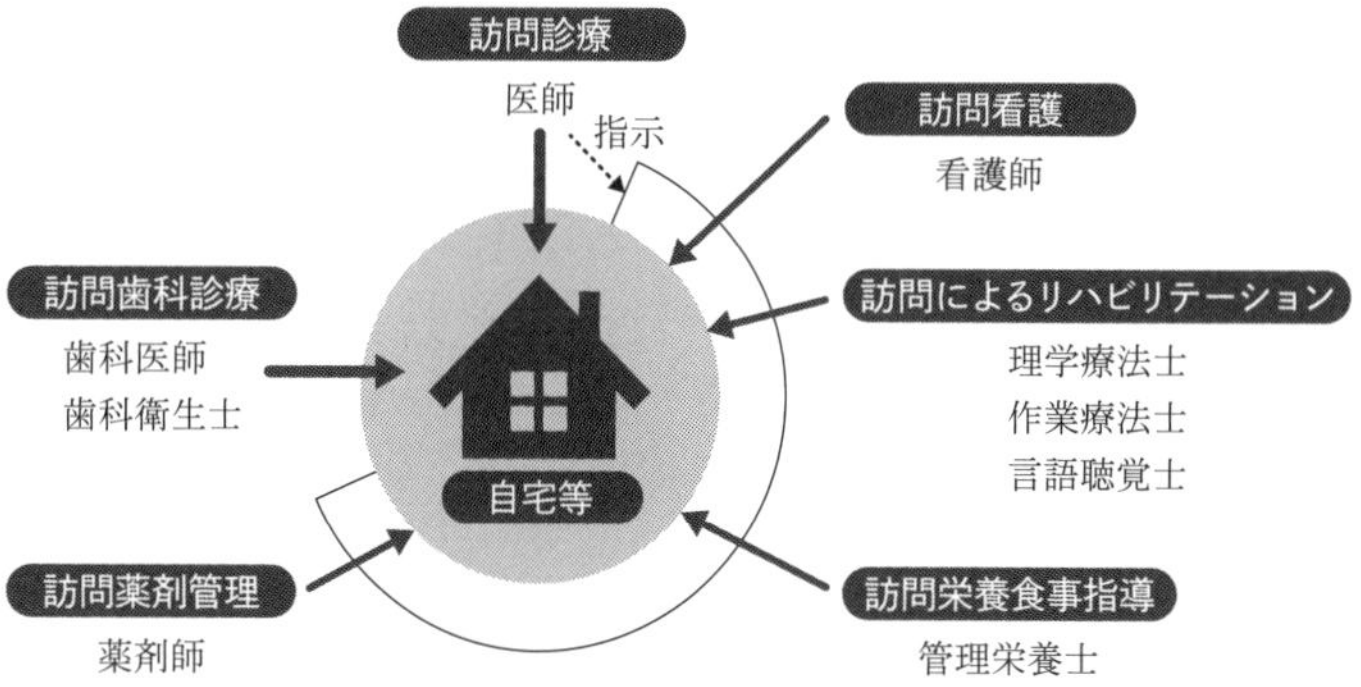

出典：厚生労働省「在宅医療をご存知ですか？」リーフレット

・訪問診療：医師が患者の自宅や施設で診察や検査、薬の処方、末期がんなど終末期の緩和ケアなどを行う
・訪問看護：看護師が患者の自宅や施設で、医師の指示書に基づき点滴や採血、傷口の処置などの看護を行う
・訪問によるリハビリテーション：在宅で生活していくための生活動作機能維持、向上のため理学療法士や作業療法士などが訪問し、リハビリを行う
・訪問栄養食事指導：患者宅を管理栄養士が訪問し、療養にあたって必要な栄養や食事の指導をしたり、食べやすい工夫をアドバイスしたりする
・訪問薬剤管理：患者宅を薬局の薬剤師が訪問して、服薬に関する疑問に答えたり、きちんと服薬できるよう指導したり、服薬上の問題解決を行ったりする

・訪問歯科診療：患者宅を歯科医師や歯科衛生士が訪問し、歯科治療や口腔ケアを行う

訪問診療の頻度は原則月1回以上で、臨時対応が必要な場合は随時往診をします。実際には、患者の病状により月1～2回、家族とも相談をしながら訪問頻度を決めていきます。訪問の範囲（診療圏）は在宅診療クリニックから半径16㎞を超えないことと定められています。

主な診療内容としては、診察と薬の定期処方のほか、必要に応じて血液検査や尿検査、点滴や注射などで、病状により人工呼吸器や胃ろうの状態確認や管理を行うこともあります。また、末期のがん患者で積極的治療を望まない場合は、苦痛を取る緩和ケアが中心となり、鎮痛・鎮静薬などによる疼痛管理を行います。なお、薬局での薬の受け取りが困難な場合や、患者ないし家族に服薬指導が必要な場合は、在宅診療クリニックと薬局とで直接連絡を取り合い、訪問薬剤管理の体制を整えます。

在宅医療は、長期入院ができず外来医療もＡＤＬの問題で続かない患者が、医療とのつながりを断ち切られないようにするための受け皿として発展してきまし

た。複数の診療科を一人の在宅医が担当するため、通院に掛かる本人の負担減、また家族の付き添いの負担減にもなります。また、在宅医療は実際の生活の様子を踏まえた医療を行えることが強みといえます。薬の処方一つにしても、アドヒアランスを考慮し剤形や回数を決めることができるのは、患者にとっても大きなメリットと考えられます。何より、自分のことをよく分かってくれている、といった安心感は、良好な健康状態の維持向上にも間接的に寄与すると考えます。

自宅での延命治療については、家族とも何度も話し合い悩みを解消している現状があります。できることなら住み慣れた場所で最期を迎えたいと望む人が多いことからも、在宅医療の延長として看取りも在宅で行える環境が整えば、そうした声に応えることができます。

在宅医療を受けている患者は、もし自宅で亡くなった際にも在宅医による死亡診断書の発行が可能なため、不審死扱い、つまり事件性の可能性があるとして警察が介入するような事態を避けることができます。

このように、在宅医療は増え続ける高齢者の医療の受け皿として大きな期待が寄せられています。

在宅医療の充実は国を挙げての取り組み

病気の高齢者を自宅で看護、介護することは昔から家族あるいは地域ぐるみで行われてきましたが、それが医療政策の一つとして制度化され推進されるようになったのは、１９９２年の第２次医療法改正により、居宅が医療提供の場として位置づけられてからではないかと思われます（居宅とは広義の住まいを指し、自宅のほか介護施設も含まれます）。これ以降、在宅医療における各種指導料や管理料、施設基準や評価制度などが創設され、いくたびかの制度改革を経て現在に至っています。２０００年には介護保険制度がスタートし、医療と介護の連携強化が図られるようになりました。

２０１４年には「医療介護総合確保推進法」の成立を受け制度化された「地域医療構想」に基づき、その推進が国の重要施策の一つに位置づけられています。

地域医療構想とは、超高齢社会にも耐え得る医療提供体制の構築を目指し、高齢化や医師不足など、地域医療に関する課題に対応するために策定された国の取り組みです。

[図４] 在宅医療の推進に関する制度の変遷

1980年	在宅医療における指導管理料として、「インスリン在宅自己注射指導管理料」が創設される
1986年	訪問診療の概念が導入され、「寝たきり老人訪問診療料」や「各種の指導管理料」が新設される
1992年	第２次医療法改正により、「居宅」が医療提供の場として位置づけられる。「寝たきり老人在宅総合診療料」の誕生
1994年	在宅時医学管理料、在宅末期総合診療料、ターミナルケア加算が創設される
1996年	在宅末期医療総合診療料の適用の拡大や、在宅患者末期訪問看護指導料の新設などが行われ、在宅での終末期医療の評価の充実が図られる
2000年	24時間連携加算が創設される、介護保険法施行
2004年	重症者への複数回訪問看護が評価される
2006年	第５次医療法改正により、在宅療養支援診療所が創設されるなど、在宅で療養する患者のかかりつけ医機能が確立される
2008年	在宅療養支援病院が創設される
2012年	機能強化型在宅療養支援診療所・病院が創設され、ますます在宅医療の充実が図られる

出典：厚生労働省「在宅医療の最近の動向」など

名前が示すとおり、地域医療構想のなかでは「地域に根差した医療体制」の構築が大きな柱の一つとなっており、在宅医療の推進はその実現に向けた重要な施策の一つに位置づけられているのです。

この地域医療構想との車の両輪の関係にあるのが、「地域包括ケアシステム」と呼ばれる施策です。高齢者が安心して住み慣れた場所で過ごすには、医療分野だけでなく介護をはじめ生活全般について、必要時に地域ぐるみで支援できる体制づくりが必要です。それが地域包括ケアシステムであり、地域医療構想と同時期に策定、推進されています。

地域包括ケアシステムは医療や介護が必要な状態になっても可能な限り、住み慣れた地域でその有する能力に応じ自立した生活を続けることができるよう、医療・介護・予防・住まい・生活支援が包括的に確保されるという考え方のもと、自治体ごとに計画を立て進められています。

このシステムが完成すれば、高齢者を支えるさまざまな職種、例えば自治体の福祉担当や医療・介護従事者、また民間のサービス提供者を含め互いに協力し合い、地域ぐるみで高齢者に適切な医療や介護を提供し支えていけるというのが国の考えです。

在宅医療は地域包括ケアシステムを円滑に機能させるためのカギを握る存在ともいわれています。なぜなら在宅医療は介護と密接な関わりをもち、連携しながらサービスを提供していくことが求められるからです。病気を治す役割だけでなく、地域の高齢者が安心して暮らせるようサポートする役割を、他職種と協力しながら担っていくということです。

在宅医療のニーズは高まる一方

高齢化を反映し、わが国の在宅医療へのニーズは年々高まっています。厚生労働省が２０２２年に発表した「在宅医療の現状について」によれば、診療料ベースでここ十数年の間に約４倍にもはねあがっています。

この流れは、２０２０年以降のコロナ禍でますます加速されたといわれています。私のクリニックでも、コロナ禍中に患者数が大幅に増加しました。開業はコロナ禍が始まった頃の２０２０年４月で、当初は集患に苦戦しましたが、コロナの第２波（２０２０年６月～10月）と第３波（同年10月～２０２１年２月）それぞれの時期に急増し、２０２１年３月の時点で開業時の10倍以上になっています。

コロナ禍の今後の動向は不透明な部分もありますが、高齢化の進展は当面続くことを考えれば、在宅医療へのニーズも右肩上がりを続けるものと予想されます。

厚生労働省の「第４回在宅医療及び医療・介護連携に関するワーキンググループ」が２０２２年に公開した資料によれば、訪問診療のニーズは85歳以上で顕著

[図５] 在宅患者訪問診療料、往診料の件数の推移

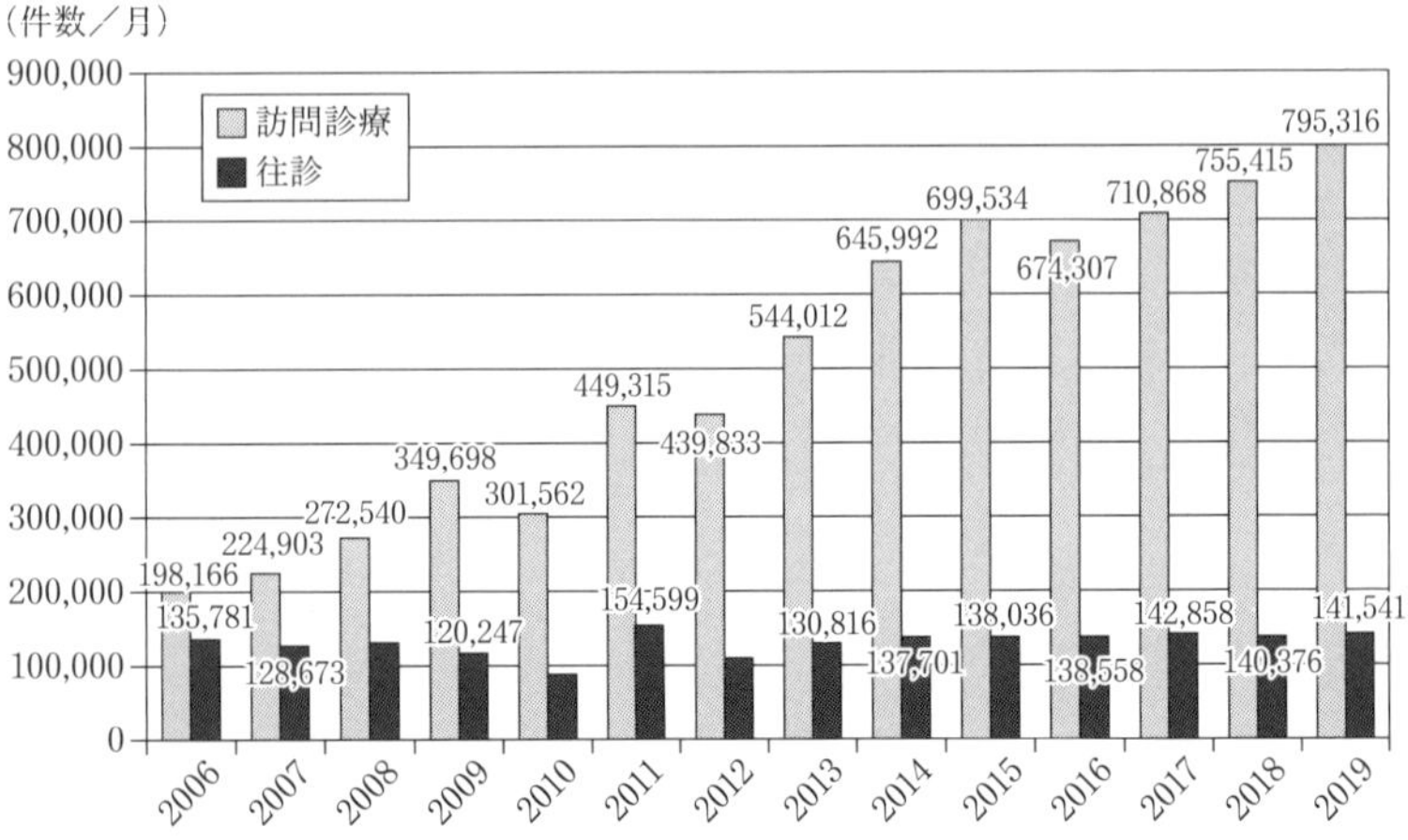

出典：厚生労働省「在宅医療の現状について」

で、高齢化率の上昇により２０４０年以降、ほとんどの都道府県で訪問診療を必要とする人数が最大になるとの推計も出ています。

日本医師会も、在宅医も含めたかかりつけ医の機能は病気の治療や予防に全人的視点から取り組む医療的機能と、地域の医療を取り巻く社会的活動（健康相談や健診など）に積極的に関わる社会的機能の２つの柱から成り立っているとしています。在宅医の活躍が求められている場は広がっているのです。

在宅医療機関の種類

在宅医療を担う医療機関は診療所（クリニック）か、病院かでまず大きく分かれ、所定の基準を満たし地方厚生局の認可を受けた施設を、前者は「在宅療養支援診療所（在支診）」、後者は「在宅療養支援病院（在支病）」と呼びます。さらに、それぞれ常勤の医師数や緊急往診、看取りの数などにより３つの区分のいずれかにカテゴライズされ、どの区分かにより保険の算定点数や加算が異なります。

在宅療養支援診療所（在支診）

在宅療養をする患者のために、定期的な訪問診療と３６５日対応可能な往診、訪問看護や介護との連携、看取りなどの体制を整備した診療所のことです。地域の医療施設と連携し、容体の急変など必要時には入院ベッドの確保も行います。

施設基準は以下のとおりです。

・担当医師または看護師が、患者または家族と24時間連絡を取れる体制のあること

・患者の求めに応じ、24時間往診の可能な体制のあること
・担当医師の指示に基づき24時間訪問看護のできる看護師または訪問看護ステーションと連携していること
・緊急時において検査や入院ができる保険医療機関と連携していること、また、その際には円滑な情報提供がなされること
・在宅療養について、診療記録が適切に管理されていること
・地域の介護・福祉サービス事業所と連携していること
・年に1回、在宅での看取り人数を地方厚生（支）局長に報告すること
・厚生労働省「人生の最終段階における医療・ケアの決定プロセスに関するガイドライン」等の内容を踏まえた「適切な意思決定支援に係る指針」を作成していること

このうち最後の項目は、延命治療の希望の有無など、患者が終末期に受けたい医療について意思表示できるようサポートすることを指します。

また、訪問診療と往診の違いが分かりにくいと思いますが、訪問診療は医師が事前に患者や家族と相談し定めた診療計画に基づき、週2回などあらかじめ日程

を決めて訪問し行う診療です。それに対し往診とは、計画の有無にかかわらず医師が居宅へ出向いて行う診療全般を指しますが、ここでは緊急時等、不定期に訪問し行う診療を意味します。

在宅療養支援病院（在支病）

通常の病院機能に加え、在宅療養をされる患者のために定期的な訪問診療と３６５日対応可能な往診、訪問看護や入院ベッドの確保、介護連携、看取り等の体制を整備した病院を指します。先述の在宅療養支援診療所に準じた条件を満たしていることに加え、入院ベッド数２００床未満であることが施設基準となります。

（出典：日本医療法人協会「在宅療養支援病院に係る令和４年度〈２０２２年度〉診療報酬改定に関する要望」）

これらの各施設基準を満たせば、地方厚生局に届け出て認可を受けることができます。

なお、届け出をしていない医療機関でも、在宅診療を行うことは可能ですが、その場合算定できる保険点数は認可された医療機関よりも低くなってしまいます。

在宅療養支援診療所は、通常の外来診療と比べて、移動時間や交通費などのコストが増えることなどを加味し、患者一人あたりの診療報酬単価は高く設定されています。

例えば在支診で月２回以上の定期訪問を24時間３６５日体制で行った場合、まず訪問診療料として１回あたり８３３点が算定されます。そして、診療を行うことに対しては、在宅時医学総合管理料として６８０〜４６００点が算定され、これには単一建物診療患者数や重症度、月の訪問回数により点数に幅があります。このように、訪問診療料や在宅時医学総合管理料などは通常の外来にはない項目となっています（平成30年診療報酬改定時点）。

また、緊急往診や看取り加算など、一定の条件を満たすことで認められる算定項目や加算も在宅医療にはあり、外来よりも高い報酬体系になっています。

したがって、施設基準を満たすのならば届け出をし、認可を受けるほうが経営的にはプラスとなります。

しかし近年、こうした高い報酬体系に目をつけた〝名ばかり〟の在宅診療クリニックの存在が問題視されています。例えば介護施設へ在宅医が訪問しても（施

［図6］施設基準

在宅療養支援診療所（在支診）及び在宅支援病院（在支病）の施設基準の概要

	機能強化型在支診・在支病		在支診・在支病
	単独型	連携型	
すべての在支診・在支病が満たすべき基準	①24時間連絡を受ける体制の確保 ②24時間の往診体制 ③24時間の訪問看護体制 ④緊急時の入院体制 ⑤連携する医療機関等への情報提供 ⑥年に1回、看取り数等を報告している ⑦適切な意思決定支援に係る指針を提供している		
すべての在支病が満たすべき基準	「在宅療養支援病院」の施設基準は、上記に加え、以下の要件を満たすこと。 (1) 許可病棟200床未満※であること又は当該病院を中心とした半径4km以内に診療所が存在しないこと (2) 往診を担当する医師は、当該病院の当直体制を担う医師と別であること ※医療資源の少ない地域に所在する保険医療機関にあっては280床未満		
機能強化型在支診・在支病が満たすべき基準	⑦在宅医療を担当する常勤の医師 3人以上	❼在宅医療を担当する常勤の医師 連携内で3人以上	
	⑧過去1年間の緊急往診の実績10件以上	❽過去1年間の緊急往診の実績 連携内で10件以上 各医療機関で4件以上	
	⑨過去1年間の看取りの実績又は超・準超重症児の医学管理の実績 いずれか4件以上	❾過去1年間の看取りの実績 連携内で4件以上 かつ、各医療機関において、看取りの実績又は超・準超重症児の医学管理の実績 いずれか2件以上	

出典：厚生労働省『令和4年度診療報酬改定の概要　在宅（在宅医療、訪問看護）』

設への訪問診療も在宅診療に含まれます）、一堂に集めて流れ作業で診察するなど、一人ひとりに丁寧に対応していなかったり、夜中に電話をしてもなかなかつながらなかったりなど、施設基準どおりの運用がなされていない実態が垣間見えます。もちろん多くの在宅医は誠実に業務を行っていると思いますが、一部のずさんな対応が在宅医療全体のイメージを低下させていることも事実です。

再入院の多さに疑問をもち、在宅の道へ

私が在宅診療クリニックの開業を決めたのは、首都圏の総合病院に勤務し3年ほどたった、２０１９年のことでした。

きっかけは病院における治療が終わり退院したにもかかわらず、自宅で満足に暮らせるどころか病気を再発してしまい、また病院に戻ってくるというケースにいくつも出合ったことです。

精神疾患を抱えていると、通院ができなくなったり家にいても薬をきちんと飲めなかったり、不眠や拒食、過食傾向になったりするなど、生活習慣そのものが乱れがちです。しかし病院で医療をしているだけでは、家庭での生活に医師が介

入することはできません。結局、家族など周囲の人に負担が掛かるばかりで、改善には向かわず、どうにもならなくなってまた病院へといった悪いループができてしまっているのです。

それを目の当たりにし、病院医療に限界があることを痛感しました。だからといって病院医療がいやになったわけでも、批判したいわけでもないのですが、別の医療の形として、自分が患者の住む場所へ出向くやり方なら、病院医療では手の届かないこともできるし、それによって貢献できることもあるのではないか、との考えに至ったのです。

もちろん在宅医になると診る患者は精神科患者に限らず、多くは高齢者の慢性疾患や、終末期のがんが診療対象になるのですが、精神科医専門の立場を離れさまざまな疾患を診ることへの躊躇《ちゅうちょ》は特にありませんでした。精神科病院でも、少なくとも内科的な視点は疾患の鑑別等で必要でしたし、非常勤での在宅診療の経験もあったため、何でも診ることにはある程度慣れてもいました。

今、日本は未曾有の超高齢社会であることを考えれば、在宅医療はこれからやりがいがある領域だとも思ったのです。

しかし、私は世間的に見ればまだまだ若造で、これから臨床経験を積み専門領域を極めていくことが期待される年齢です。それを、勤務医から開業医、しかも総合診療が求められる在宅医へキャリアチェンジしようというのですから、病院の先輩方のなかには「これから臨床医としてもっとキャリアアップできる時期なのにもったいない」と残念がり、ひきとめてくださる方もいました。

ただ、在宅医療でやっていくことそのものを否定するような声はありませんでした。それどころか、同僚も先輩方も、在宅医療に対してはこれからの日本の医療にとって重要で、もっと広まるべきだとの考えをもっていました。

なかでも私の背中を強く押してくださったのが、精神科の先輩で、私に直接指導をしてくださったＡ医師です。Ａ医師は精神科の急性期医療に携わっていたほか、へき地医療の経験もあり、患者にとても近い立場で医療と向き合ってきた方で、私が在宅医としてやっていきたいと話したところ、「絶対、いいと思う！」と大賛成してくださいました。その言葉が今でもずっと、心の支えになっています。

開業について家族からも特に反対はされませんでした。自分としても、不安をもたせないよう、こんな感じでやろうと思っている、と、できるだけ丁寧に説明をしたつもりです。ただ親戚には詳しく話をしたわけではないので、突然病院を辞めてしまったと思われたのか「そんなに早く開業するなんて、いったいどうしたいの？」とちょっと非難めいたことを言われたことはありました。まだまだ一般的に、安定している勤務医の立場を若いうちに捨てて開業医になることは、そうすんなりと理解されるわけではないものだなあと感じたものでした。

開業支援を受けるとき、最終的な責任は自分にあるという意識をもつ

開業前に最も苦労したことといえば、やはり資金調達です。開業する医師のほとんどにいえると思いますが、私も手持ちの資金ではとうてい足りません。

そこでまず、銀行へ融資の相談に行ったのですが、なんと事業主からの直接の申し込みは受けておらず、開業を支援するコンサルタント会社を通すように言われ、門前払いされてしまいました。融資するに値するかどうかを審査するためには、事業計画書の提出が必要なのですが、その手続きをコンサルティング会社が代行するのは普通のことのようです。

しかしコンサルティング会社と言われても、自分にはつてがありません。仕方なく私はインターネットで医療系の起業の実績があるコンサルティング会社を検索し、ホームページの企業案内などを参考に絞り込んだ会社（仮にB社とします）へ依頼することにしたのです。

一般的に、開業準備には最低でも1年程度は見ておくものだそうですが、私の場合、B社に依頼した時点で、自分が決めていた開業時期が数カ月後に迫っていました。生活のことを考えても、延期はしたくなかったのです。そこでB社には無理を言い、融資を受けるための事業計画書等の書類作成をはじめとする各種手続きをしていただいたのです。

ところがです。ここで自分の甘さを痛感する出来事がありました。

医療関係の起業には慣れているということでいっさいを任せきりにしたところ、あとになってトラブルが発生してしまったのです。

具体的には、在宅診療に特有ともいえる、一部の業務に対し介護保険の適用を受けるための手続きが漏れていたというものでした。例えばケアマネジャーに患者の健康状態など情報提供をするための書類代などは介護保険から支払われます。しかし、事前に手続きしていなければその適用を受けることはできず、持ち出しになってしまいます。

この介護保険に関わる申請手続きを、B社は忘れていたのです。未手続きのままと知ったのは、開業して１カ月ほど経ってからでした。支払いを受けるための申請書類が、すべて国から戻ってきてしまったのです。支払いが受けられないのですからクリニックとしては大打撃でした。慌てて手続きを行い国には月遅れで請求できたため、結果的には事なきを得ました。しかし、さすがに肝を冷やしました。

このような問題が発生する理由は、医療専門のコンサルティング会社であっても、在宅診療クリニックの立ち上げ経験が不足しているところがあるためです。在宅診療の立ち上げの場合、医療専門というだけでコンサルティング会社を選んでしまうのはリスキーであるということです。B社は在宅診療も経験ありと聞いていたので安心していたのですが、事前にもっと詳しく実績を調べるべきでした。

それ以上に、自分自身も開業にあたり必要な手続きやそのバックグラウンドとなる制度や法律のことを勉強しておくべきだったと反省しています。今回のことも、トラブルが起こって初めて、在宅診療の場合は介護保険も別途申請をしないといけないことを知りました。医療機関だから医療保険の申請だけでいい、ということではなかったのです。ですから私は、B社を一方的に責めるつもりはありません。

開業支援のコンサルティングを受ける際には、専門的な知識や実績をよく吟味し、信頼性の高い会社を選び依頼することが大切であるとともに、最終的に責任を取るのはあくまで事業主である自分であることを強く認識しました。人にやとわれていた勤務医時代のような気持ちでいてはいけない、と、良い教訓になりました。

場所選びのカギは医療ニーズと利便性

私のクリニックは外来も行う在宅療養支援診療所です。そのため開業にあたっては場所選びも重要です。好立地、好物件であるほど集患に有利であることはいうまでもありません。

クリニックにとっての好立地、好物件とは、診療圏に競合するクリニックが少ないことや、場所が分かりやすいことなどが挙げられます。

私のクリニックは埼玉県東川口エリアにあり、駅前の大通りから一本入ったところのマンションの1階です。外来のみのクリニックでは、近年増えてきた駅近のメディカルモールに入るのが最も集患の面ではメリットが大きく人気と聞いていますが、在宅診療を兼ねているクリニックの場合は、そこまでのこだわりがなくてもいいかなというのが個人的な見解です。ただ、クリニックは訪問看護師など一緒に在宅医療を行うスタッフとの打ち合わせ場所にもなるので、あまり分かりにくい場所は避けるようにしました。この地域は車が主な移動手段になりますので、多少駅や繁華街から離れていてもさほど影響はないのですが、道が狭かったり入り組んでいたりするとなにかと不便です。

なお、東川口エリアにした理由は、一つには開業前にお付き合いのあった介護事業所との連携が取れるエリアだったからです。

当時面識のあった介護事業所から「もし開業するなら、ぜひ連携させてほしい」といったありがたい話をいただいていたのです。そこで、その事業所の診療圏内に入る物件を探しました。

もう一つは、このエリアで高い医療ニーズが見込めたことです。川口駅と東川口駅の間に位置する人口密集地帯であることや、在宅診療クリニックも含めた、人口あたりの医療機関の数が少ないことが決め手となりました。外来、在宅ともに集患がしやすいと思ったのです。

開業場所は、探し始めてから1カ月くらいで決まりましたが、これはかなり早いほうだと思います。外来のクリニックを立ち上げる際、ケースバイケースですが1年くらいはじっくりかけて決めることが多いようです。私は開業を急いでいたこともあり短期間で決めましたが、場所には満足しています。

スタッフは知り合いからが安心

在宅診療クリニックの開業には、常勤の医師、看護師、そして事務を担当する事務長が各1人以上いることが条件です。

私の場合、私が以前勤務していた在宅診療クリニックの同僚が、最初に事務長を務めてくれた方です。いつも診察に同行していた人で、彼が退職するタイミングで私が開業するクリニックにリクルートしました。いわゆる引き抜きなのですが、前に所属していたクリニックはエリア的に競合しないこともあり、すんなりと決まりました。また、同じクリニックに勤務していた女性看護師が退職するという話を聞き、私のクリニックに来てもらいました（その女性看護師が現在の私の妻です）。

　クリニックによってはコンサルティング会社からの提案で募集広告を出し、採用するケースもあるようですが、最初から手広くやるのでなければ少人数ですし、それならつてを頼って集めるほうが自分としては効率が良いと考えます。広告費も決して安くはありませんし、まったくの初対面で短期間のうちに信頼関係をゼロから築くよりは、知り合いのほうが安心です。

　その後、非常勤での受付事務も引き入れて４人で開業となりました。最初はいわゆる身内で体制を固めていくクリニックのほうが多いのではと思います。

　在宅診療は、病院や外来に比べて患者との距離が近いので、信頼関係がとても大切だと感じます。だからこそ、スタッフを選ぶときにも信頼できる人であることが重要です。信頼関係が薄いと、日常業務がぎくしゃくするだけでなく、クリニックの信用を失うことにもなりかねません。在宅診療では患者の居宅にうかがうことから、家族構成や間取り、生活の様子などかなりプライバシーに関わる情報を得ることになります。私たちはそれらも診療上必要であると判断すればカルテに書き留めるなどしてスタッフ間で共有し、より良い医療やケアに役立てます。このことは、十分な信頼関係のあることが前提ですが、万一そうでないと情報漏洩のリスクが伴います。ある日突然スタッフが辞めてしまい、しばらくしてその患者情報が、別の在宅診療クリニックの営業で使われてしまった、などということがもし起こってしまったら、クリニックの信用失墜につながりかねません。信頼できるスタッフで固めるということは、リスクマネジメントのためにも重要なのです。

なお、開業の届け出には、連携する訪問看護ステーションと、入院を要する場合の受け入れ病院が各１施設以上あることも条件になっています。これらも以前の勤務先で縁のあったところにお願いしました。もっとも、これらは開院後に変更が生じても問題はありません。

こうして私、看護師、事務長と受付事務の４人体制で、診療所オープンの運びとなりました。当初は事務長がドライバーも兼ねていましたが、１年も経つと患者数が増え回らなくなってきたので、ドライバー専業のスタッフが加わることになりました。

設備や機器はコンパクトに 車は必須

在宅診療と聞くと、外来とは違う特別な設備や機器が必要なのではと思われることが多いようです。しかし基本的には個人宅への訪問ですので、むしろ機器類は必要最小限、コンパクトであることが求められます。

訪問診療には聴診器や血圧計、体温計、舌圧子《ぜつあつし》、打腱器などの診察道具と、カルテや処方箋などの必要書類、そして採血、採尿などの検査に必要な器具を持ち運びます。このうち検査に使うものは、あらかじめアルコール綿やテープなどを市販のチャック式ポリ袋などに1回分セットしておきます。

近年はポータブルの心電図計やエコーも登場しており、訪問診療に使っている先生もいるようです。画像のきれいさなど、性能も十分実臨床で使えるレベルですが、基本的には、患者の容体が急変した場合には近隣の病院へつなぐのが在宅診療の目的なので、外来で行う検査のすべてが在宅診療にもマストで求められるとは私は考えていません。採血と採尿ができれば今のところは十分で、それ以上どこまでやるかは先生ごとの判断となります。

なお、検査自体は専門の検査会社へ外注しますので、血液や尿のサンプルをそこに送り、一定期間後に結果が返ってくることになります。

したがって、設備らしい設備といえば、移動用の車くらいです。クリニックによっては患者を介護施設等へ送ることを想定し、車いすの昇降機をつけたやや大きいボックスカーを使っているところもありますが、医師が患者の居宅へ行くためだけであれば駐車事情を考えても小さい車のほうがベターといえます。なお、車は保健所に、訪問診療用である旨届け出ます。

余談ですが、訪問先の道路事情等によりやむなく路上駐車をしなければならない場合には、警察に届け出て許可を取る必要があります。保健所に届けても便宜が図られるわけではありません。しかも訪問エリアすべての自治体に届け出る必要があり、一連の処理はやや煩雑となります。

訪問看護師さんは運転も自分で行い、一人で移動することが多いので、その届け出をしている場合が多いと聞いています。訪問診療ではドライバーと２人あるいは看護師を入れて３人で診察に回るやり方を取り、診察中はドライバーが車中で待機する形になります。将来的に、「往診中」という札を出しておけば一定時間、路上駐車が認められるようになればよいのですが、現行の法律では認可されていないというのが現状です。

私の場合は外来診療と在宅診療を半々の比重でと考えていましたので、外来診療用に設備をそろえたり内装工事を行ったりすることにも初期投資が掛かりましたが、在宅診療の比重が高い場合は、いわゆるビル診といって、ビルの1室を借りて最低限の診察ができる環境で開業し、患者が増えてきたらより広い場所に引っ越して設備も充実させていく、というパターンもよくあるようです。在宅診療をしていると、患者から「うちに来てくれる日以外も診てほしい」「(在宅で行わない)画像検査を、お宅でやってもらえないか」と、要望が出てくることも多々あるのです。

「最初は小さく、だんだん大きく」は医療業界に限らず、起業に共通したセオリーであるといえます。

24時間365日のハードルは工夫次第で下げられる

在宅療養支援診療所の施設認定には24時間365日体制であることが条件の一つとなっています。そのため在宅診療は休みがなく、きついというイメージを世間一般にはもたれがちです。

私も開業して2年半ほどは、自分一人で、土日祝日も、平日の夜間も対応しており、自分の自由になる時間は皆無に等しかったです。休日に家族と出かけていた最中に看護師から点滴が必要な急患の呼び出しがあったこともあります。そのときは妻に子どもを任せ、外出先から患者の自宅に向かい、処置を行いました。処置後の経過を見つつ、今後の治療の方針について患者の家族と話し合ったあとに、再び外出先に戻りました。

こうした呼び出されての往診は月十数件でしたが、電話はその数十倍はありました。普段はカウントしていないのですが、ある日曜日のこと、あまりに忙しかったのであとで電話件数をチェックしたらたった1日で50件近くもあったのです。その内容は急に熱が上がってきた、苦しそうにしている、といったように、患者の変化に家族が心配になって連絡してくるものが多いです。そのほとんどは電話で対応方法をお伝えし、それに従えば落ちつきますが、なかには往診が必要と判断されるものもあります。

しかし電話応対だけでも相当な時間が掛かります。そんなことが続き、慢性的な睡眠不足に陥ってしまいました。医師も人間ですから、休めなければ心身にこたえます。そのために、患者に提供する医療の質の悪化につながってしまっては本末転倒です。

このような、「医師の休めない問題」は在宅診療クリニックに起こりがちです。解決策として、一つには自分のクリニックの医師を増やす方法がありますが、それでは固定費が掛かり、開業したてのクリニックにとってはリスクが大き過ぎます。

そこでもう一つの解決策として、私はこれまで業務の一部を請け負ってもらっていた往診専門クリニックと連携することにしました。ただし、連携を実施するのは通常の往診を行わない平日の夜間および日曜日のみとしました。このやり方は昨今、都市部を中心に広まりつつあります。

しかし保険制度上、自院での対応が求められるため、ほかのクリニックに対応を依頼することはできません。そこで私は、その往診専門クリニックに登録している医師と個別に雇用契約を結び、患者が緊急対応を要した場合はその医師に行ってもらうようにして、この問題をクリアしています。患者から見ると、平日の夜間や日曜日は私以外の医師が訪問することになりますが、診療情報は共有されますので、まったく患者のことを知らない医師が行くわけではありませんし、その医師が診察した内容は私も把握できるようになっています。

その往診専門クリニックには往診だけでなく、平日の夜間と日曜日の電話対応も依頼しています。日に50件近くもあった電話を外部委託できたことは私にとって、大きな負担減となりました。もちろんこの対応記録もこの会社と私のクリニックとで共有化されます。

このように、業務の一部をアウトソーシングできる仕組みが在宅診療の分野にも導入されてきています。もっとも、費用はそれなりに掛かりますが、私は利益が多少減っても医療の質を保つことが優先されるべきだと考えます。３６５日24時間、孤軍奮闘で医療の質も保とうとすると、一人では限界があります。医療の質が確保できる範囲でこうしたアウトソーシングを活用することにより、在宅診療も決してきつい一辺倒の仕事ではなくなってきているのです。

コロナ禍で不安定となった集患

もともとは午前中には外来、午後には在宅診療をするつもりでしたが、コロナの影響で外来の患者数が増えず、予想していたよりも苦戦しました。事前に有料老人ホームからの参入を要請されていたものの、クリニックの開業がコロナ禍と重なったために、ホーム内で新しいクリニックを受け入れることについて議論が起こってしまい、参入にストップが掛かったことがそれに拍車をかけました。結局、8月になってようやく参入することができたものの、それまでは外来も在宅も患者が増えず、焦りました。

また、通常クリニックの開業時に地域に向けて行われるお披露目もできませんでした。お披露目は地域住民や医療機関、訪問看護ステーション、薬局などに自分たちのクリニックのことを知ってもらい、利用者を増やすための大切な場でしたが、それができなかったことは痛手でした。

しかし、コロナ禍で入院できなくなった患者が在宅診療を検討してくれるようになるケースが次第に増えていたのと、開業当時このようなわけで時間があったので営業まわりをしたことが次第に実を結び、ケアマネジャー事業所や介護施設、訪問看護ステーションに名前が広がっていくと、患者の紹介が増えていきました。

コロナ禍でなかなか会ってもらえないことも多かったのですが、対面することで人となりを分かってもらえれば、人へも紹介しやすくなるのはなにもこの業界に限ったことではありません。営業まわりは、去年の春に非常勤の医師を迎えたことで自分に少し時間的余裕ができ、そのときにも事務兼営業担当のスタッフと一緒に外まわりをしました。

そしてだんだんと、患者の紹介が増えてきたのです。ケアマネジャーやそのほか在宅に関わる職種はもともと仕事に専門性が求められます。加えて信用が第一のため、これまでお付き合いが長く信頼関係が築けているところに紹介依頼するのが最も安心です。少なくとも、顔もよく知らないような新規参入のクリニックに対して突然依頼するわけにもいきません。私のクリニックも、少しずつ実績を積んで信頼を得られるようになり、営業の比重を落としていっても安定した集患ができるようになりました。

私も仕事上、訪問薬局に薬の処方や配達等を依頼する立場ですが、いつも連携させてもらっているところを、さしたる理由なく変えることは考えにくいです。仕事のやり方を双方分かっており、余計な気遣いをしなくてもスムーズに事が運ぶので同じところへ頼みやすいというのが正直なところです。

集患には、患者から信頼されるクリニックになることはいうまでもありませんが、この仕事は多職種連携をしなければ完結しないため、関わるすべての施設から早い段階で信頼を勝ち取ることが、集患につながる最も重要なポイントだといえます。

ビジョンをもつことが大事

開業にあたっての初期投資でいちばん負担が大きかったのは、実は車でした。これには苦い思い出があります。

はじめは当時の事務長が知人から譲ってもらった車があるというので、訪問車として利用していました。しかし初期投資が浮くと喜んだのもつかの間、半年も経たずに壊れてしまい、修理しても調子が悪いままで、結局、買い替えざるを得なくなってしまったのです。最初から新車なり、自分で吟味した状態の良い中古車なりを用意するほうが、散財を防げたわけです。これはかなり後悔しました。

最初はあまり出し惜しみしないのが吉、と、もし身近に開業を考えている仲間がいたなら私はこうアドバイスしたいです。

当然のことですが、銀行からの融資はそう何度も受けられるものではありません。ですから初期投資は無駄にならないよう、慎重な資金計画が必要です。ただしそれは節約することとイコールではありません。むしろ重要と考えるものには惜しまず投資する思い切りが必要です。

経営的な相談をするのにコンサルティング会社を通す必要はあるかと聞かれることがありますが、医師本人がこういう医療をやりたいという強い思いがあると、その思いをコンサルティング会社の担当者と共有できない場合は難しいと私は考えています。

コンサルティングといっても「人対人」なので、思いを一緒にし、信頼関係が築けるかが大事です。私の一方的な思い込みかもしれませんが、お金儲けが好きで、お金を生み出すスキームをつくりたいという人は、医療系にはあまりいないような気がするのです。経営的なことは素人同然の医師が、利益追求ありきのコンサルティング会社に依頼をすると、向こうのペースで勝手に話が進められ、利用されてしまう恐れもあります。コンサルティング代も決して安くはありません。それだけの投資をして、自分のやりたい医療ができるようなクリニックにならなかったら、とてももったいないと思うのです。

どちらかというと私も自分のやりたい医療をしたい思いが強く、数字だけ追いかけることはしたくないタイプです。もちろん、安定経営のためには数字も追いかけないといけません。何にコストを掛け、何には掛けないか、それに見合った収益が得られるかといった経営者としての視点ももっていなければならないとは思っています。でもそれ以前に私は医療者です。最もやりがいを感じるのは、儲けが大きかった経験などよりも、治療効果が出て患者や家族に喜んでいただけた経験のほうです。

仕事のやりがいが「お金儲け」の人は、自然とそういうことを目指す者同士で集まるものかな、とも思います。自分のビジョンをもって、ビジョンを語っていれば、コンサルティング会社に限らず同じ志をもつ人が集まってくると思いますので、たとえ経営に苦しむ時期があっても流されず、ビジョンを貫く姿勢が大事だと思います。

海外の在宅医療事情

海外には日本に比べ在宅医療の進んでいる国がいくつもあります。医療経済研究機構による「要介護高齢者の終末期における医療に関する研究報告書」によると、日本は国際的に見ても最期を迎える場所として病院の比率が高いとされています。裏を返せば諸外国では、家や施設など生活の場所で看取る体制が整っているといえます。
在宅医療が充実している国として、特に知られているのはオランダです。２００６年に創設されたビュートゾルフという看護師を主体としたケア組織が、地域密着型で自立支援に力を入れた看護や介護を行い利用者からも従業員からも高い満足を得ており、医療費削減にもつながるとして、世界から注目されています。

では、日本の在宅医療の体制も海外を手本にすればいいのかと聞かれれば、これは私個人の考えですが、それで必ずしもうまくいくとは限らないと思っています。例えばイギリスでは地域ごとにＧＰ（General Practitioner）と呼ばれる家庭医がおり、看護師やソーシャルワーカー等とチームを組んでプライマリケアを担っており、訪問診療も行っています。国民は具合が悪くなったらまず、あらかじめ登録しているＧＰの診察を受け、必要があると認められた場合のみより専門性の高い病院を紹介してもらうというシステムになっています。

効率は良いと思いますが、患者の選択の幅は非常に狭いのが気になります。近年はＧＰ個人ではなく、診療所を登録できるようになっているとも聞きますが、いずれにしても決まったところしか受診できないというのは、医療側からすれば

［図7］病院での死亡率に関する国際比較

○国際的にみて、日本は病院での死亡率が高い。

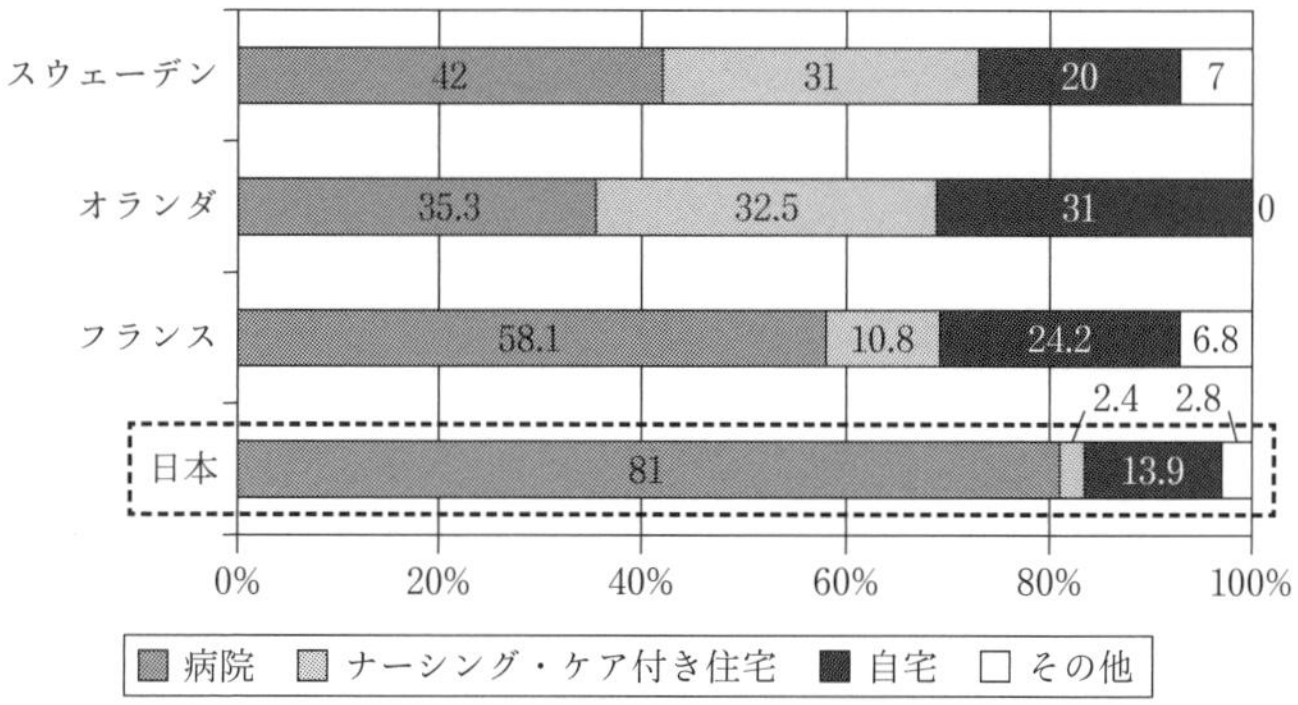

注：「ナーシングホーム・ケア付き住宅」の中には、オランダとフランスは高齢者ホーム、日本は介護老人保健施設が含まれる。オランダの「自宅」には施設以外の「その他」も含まれる。

資料：スウェーデン：Socialstyrelsen Dögen angår oss alla による 1996 年時点
　　　オランダ：Centraal Bureau voor de Statistiek による 1998 年時点
　　　フランス：Institut National des Etudes Demographic による 1998 年時点
　　　日本：厚生労働省大臣官房統計情報部『人口動態統計』による 2000 年時点

※他国との比較のため、日本のデータは 2000 年時点のデータを使用

出典：医療経済研究機構「要介護高齢者の終末期における医療に関する研究報告書」

競争原理が働きにくいので、質の向上につながるのだろうかという疑問もあります。

そういう意味では、日本のほうが、融通が利いていいなと思うのです。患者側に選択の余地があるほうが、医師同士の良い意味での競争につながり医療の質も上がると思いますし、患者のほうもより自分に合った医師を選べるメリットが得られるからです。

自宅から近いのですぐに往診に来てくれるとか、担当医師との相性が良いなど診療所を選ぶ基準は患者の事情によってさまざまです。選択権が与えられないような体制はむしろ窮屈に感じます。

ただ、問題と感じているのは、今のルールでは訪問診療範囲が広過ぎて、連絡を受けても到着まで1時間以上掛かってしまうケースも起こり得るということです。患者にとってみれば近くに診療所があり、何かあったときにすぐ来てくれるほうが安心です。

総合診療の視点は在宅医療に必須

在宅医療の対象となる患者は、年齢や疾患は問いません。したがって在宅医は自分が医大生以降学んできた専門分野にかかわらず、さまざまな診療科が行う治療を一人で受けもつことになります。

患者の訴えは呼吸がしにくい、体が痛い、かゆみがある、眠れない、気分が優れない……などと多岐にわたります。それを例えば「かゆみは皮膚のことだから皮膚科に、眠れないなら精神科に行ってください」などというようでは、在宅医は務まりません。もちろん診察の結果、専門的な対応が必要と判断した場合は、近隣の医療機関へ紹介することになりますが、その必要性があるかどうかの判断も在宅医が行います。

したがって幅広い診療科の知識が必要になってくるのです。

私の専門はもともと精神科でしたが、精神疾患と似た症状を呈する内科疾患もありますし、内科疾患が原因で二次的に精神疾患が起こるケースも少なくなく、多科の知識が必要とされる場は数多くありました。加えて、自分のクリニックを開業する前に1年半ほど、ほかの在宅診療クリニックで働いていたので、開業後はこれらの経験を通して積み上げてきた知見をフル稼働させて診療にあたっています。

国は地域医療構想のなかで在宅医療とともに、総合診療医の育成にも重点をおいています。総合診療とは名前のとおり何でも診ることを指します。昔のいわゆる町医者は、地域住民のちょっとした健康相談から急患対応まで受け入れ、すべての病気を診療していたといいます。これはある意味、総合診療を行っていたといえます。

２０１８年には専門医制度が開始され、総合診療が内科や外科など19の基本領域の一つに位置づけられました。このことからも、総合診療を行う医療機関を増やすことが、今後の日本の医療にとってとても重要であると国が判断し、力を入れていることが分かると思います。

ただし、現行の制度では在宅医は総合診療医の専門医でなければならないといった縛りはありません。どの診療科の医師であっても、医師免許があれば在宅でも診療行為は可能です。

しかし現実問題として、在宅医療ではさまざまな疾患に対応する必要があります。複数の医師が所属しそれぞれ担当をもってあたる体制を敷くことも可能ですが、人が多くなれば資金も必要となり経営的なリスクが生じます。在宅診療を行っているクリニックのほとんどは医師が一人で往診し、その患者のすべてを診ている、総合診療を行っているというのが一般的となっています（日本医師会総合政策研究機構「第2回　診療所の在宅医療機能調査」２０１７年）。

在宅医療に向いている人、いない人

在宅医の適性として何が挙げられるかと問われれば、私はまず、いろいろな診療科に対して興味をもてることと答えます。逆に言えば、専門性を極めたい人にとってはやりがいを感じにくい職分だと思います。患者を診ていて自分には分からない、では困るからです。そういう医師からすると何でも診る在宅医は広く浅くと言われてしまう可能性が高いですが、それは決して悪いこととは思っていませんし、私自身はむしろ、いろいろなことを学び身につける機会が得られることが大きな魅力だと思っています。

また、他人の声に耳を傾けられる人であることも重要です。在宅診療では１日の訪問件数にもよりますが、1回の診療で10～30分ほど患者の居宅に滞在します。入院時の回診や外来に比べれば時間的余裕があるので、自ずと患者や家族とかわす言葉も多くなります。患者や家族も住み慣れた場所にいるということでリラックスし、積極的に話し掛けてくれます。

患者との関係性は、病院や外来による医療よりも密になるので、コミュニケーションスキルは必須です。患者はなかなか本音を言えなかったり、無意識に優等生を演じたりするもので、時にはどうしてほしいのか、自分自身でも気づいていないことがあります。それをうまく引き出し必要な医療やケアにつなげるには、何よりコミュニケーション力が求められます。

対話のなかから患者や家族のニーズや思いを汲み取り、次回以降の診察に活かすことがやりがいと感じられ、積極的に話し掛け、相手の言うことに耳を傾けられる人は在宅診療に向いているといえます。

また、患者とだけではなく、在宅医療に関するほかのスタッフとのコミュニケーションが円滑であることも含まれます。総合病院などの規模の大きな病院では、医師はどうしても医師同士でのコミュニケーションが中心となり、ほかのスタッフ等との会話は希薄になりやすい傾向もあるようです。しかし在宅医療の場合、職種の違う横のつながりを大切にしながら、コミュニケーションを取ることを苦にしない意識が大事です。

また、医療面だけでなく、介護の面にも理解がなければなりません。介護職の人とも一緒に活動しているという意識がないと、在宅診療を長く続けていくのは厳しいのではないかと思います。

医療にしろ、人間関係にしろ、視野を広くもつことが、在宅医には求められます。もし、医師として自分の専門性を深く追求したい気持ちが勝るのであれば、在宅医の仕事は厳しいのではないかと思われます。

在宅医療では、患者を診療しながら自らも学べる機会が多く得られます。これは外来クリニックでも同じで、開業してみたら患者からは自分の専門とは違って、思いもよらないようなことを幅広く聞かれることに驚く医師も多いようです。そこで、患者から勉強させてもらう姿勢がもてるかどうかが、外来でも在宅医療でも、続けていけるかどうかのカギになると思います。

そういう私も当初は患者から学びを得るといったことまで考えて在宅医療の道を選んだわけではありませんでした。しかし、日々の診療をしていくなかでだんだんと、そのような学びの姿勢が大切であると思えるようになってきました。

在宅医療の担い手はまだまだ少ないのが現状

高齢者医療を支える救世主として期待の大きい在宅医療ですが、受け皿となる医療機関はまだ十分にあるとはいえません。ここ数年の間で在宅療養支援病院は堅調な増加傾向が見られるものの、在宅療養支援診療所（在宅診療クリニック）は横ばいになっています（出典：厚生労働省　令和４年「在宅医療の現状について」）。

診療所数の推移が横ばいになっている理由として考えられるものとしては、24時間３６５日体制を整えることや、複数の診療科を横断的に受けもつことへの負担が挙げられます。体制の問題は私のケースのように、外部委託による解決の道もあります。ただし、在宅医療の特徴の一つである複数の診療科を受けもつことに対しては時間が掛かってしまう場合が多いです。私の場合では、在宅診療クリニックで数年、そのあと実臨床を通して勉強を重ねてからようやく独立を果たすことができています。

在宅医はどちらかといえば広く浅く病気を診ていくことになります。そしても

[図8] 在宅療養支援診療所と在宅療養支援病院の推移

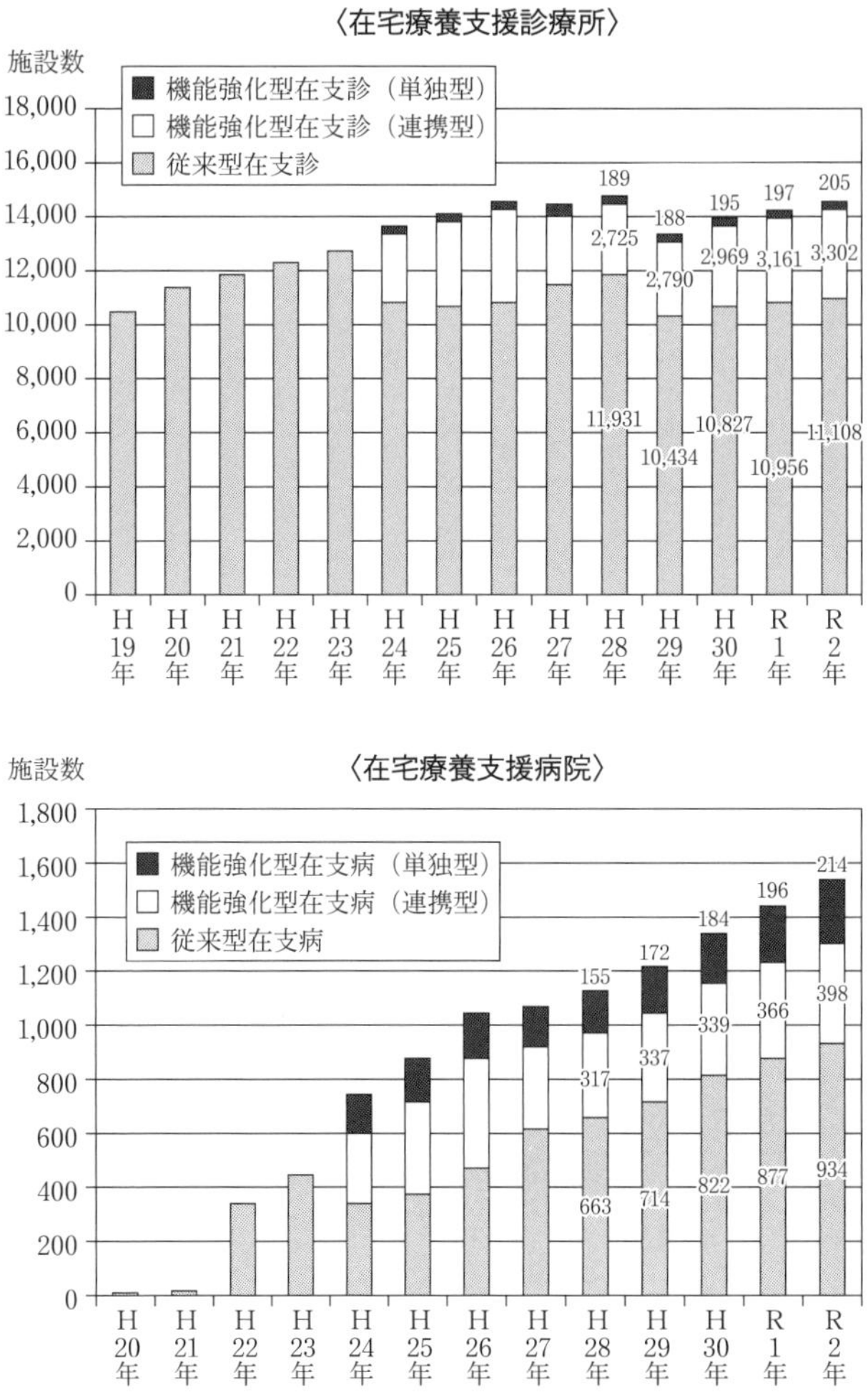

出典：厚生労働省　令和４年「在宅医療の現状について」

し、専門的な診断や治療が必要と判断したときは、専門医につなげます。その見極めがうまくなければ、患者が快適な療養生活を送ることができませんし、それでは在宅医療の意味がありません。自分にとってはその見極めを実際の診療を通して肌身で習得していくことのほうが大変で、一つひとつの診療科の勉強はそれほどハードルが高いとは感じませんでした。やる気さえあれば誰でも、在宅で診られる水準までマスターできると思っています。

私が最も強調したいのは、在宅医療の仕事はやりがいに満ち溢れているということです。

臓器別の専門をもち極めていくことがよしとされるような、今の日本の医療界の価値観では、臓器を問わず何でも診る在宅医は医師のキャリアとして少し下に見られてしまう傾向が否めません。

しかし、日本には「医は仁術なり」という格言があります。医は人命を救う博愛の道であるという意味ですが、患者に最も近い存在で、その人全体を診られる在宅医は、この格言に照らし合わせればまさに理想の医師の姿と私は思います。実際に私は在宅医療の世界に飛び込んで約3年の間に、病院や外来専門クリニックでは得られないやりがいをいくつも見いだしてきました。

第三章

患者の「最期まで自分らしく」を叶える仕事

高齢者それぞれの尊厳を守る〝在宅医の使命〟

尊厳ある最期を看取るために

　在宅医療で診る患者は、がんの場合は若い方もいますが、ほとんどが70～80代を中心とした高齢者です。糖尿病や心不全などの慢性疾患、脳梗塞や脳出血といった脳血管疾患の後遺症や、骨折などの整形外科領域の疾患が多く、それらを複数併せ持っているケースも少なくありません。呼吸機能や消化機能、運動機能など生命をつかさどる諸機能が低下した、いわゆる老衰が進みつつあり、すぐ命に関わるわけではないのですが、ゆるやかに衰えていきます。在宅医療は主に、この段階から患者と関わっていきます。

　そしていつか訪れる最期の日には、看取りも責任をもって務めるのが在宅医の職分です。

　最期まで任せてもらえるということは、在宅医にとって大きな誇りです。信頼関係を築き、患者が人生をまっとうするまで支え続けてこそ在宅医だと思うのです。

　病院にいるほうが、何かあったとき医療のプロがすぐ駆けつけてくれるから安心、という人もなかにはいます。しかし、よくよく話を聞いてみると、最も恐れているのは自分ではどうにもならない痛みや呼吸困難などであり、そうした苦痛なく過ごせるのなら家にいたい、というのが本音のようです。

高齢者が最期まで住み慣れた地域で幸せに暮らせることを目的に構築された地域包括ケアシステムでは、看取りについても自宅や介護施設などの病院以外の場が中心的役割を担えるようになることが望まれており、地域ごとに取り組みが進められています。

そのなかで在宅医には、高齢者が住み慣れた場所で自分らしい最期を迎えるときに、患者と家族に寄り添いながら、できるだけ苦痛なく穏やかでいられる手立てを尽くすことが求められています。一言で表すとすれば「終末期の患者の尊厳を守る」ということです。

病院は治療をする場であり、患者や家族が望めば最後まで延命治療が行われます。しかしその場合は死の間際まで苦痛が伴うことも覚悟しなければなりません。そうまでして命を長らえることが、その人の尊厳を守ることになるのかは疑問が残ります。

もちろん患者に、どんな手段を使っても生きたいとの意思があるなら、それは尊重されるべきであり、すべての延命処置が尊厳を損なう行為であるなどと断言するつもりはありません。大事なのは患者が望む最期の迎え方を尊重することです。万が一回復の見込みがない容体であったとき、何もせず安らかにそのときを迎えたいと患者本人が願っているなら、他者がそこに干渉すべきではない、ということです。

選択権はあくまで患者にあり、自宅での穏やかな死を望む人には万全の体制で叶えられるようにするというのが地域包括ケアシステムの終末期についての考え方です。そして患者や家族に最も近い在宅医が、その体制の中心的な役割を果たす立場にあるのです。

人が死にゆく様子は、決してきれいごとだけでは語れません。体は弱り機能が果たせなくなれば排泄しかり食事しかり思うようにいかなくなるものですし、家族間など人間模様もさまざまです。外から見れば非日常の連続となる看取りへ向かう環境のなかで、いかに患者の尊厳を守り抜けるか、それは在宅診療の質に関わってきます。在宅医だけでなく、看護師や介護職など関わるすべてのスタッフが一丸となることが求められているのです。

患者が、自分らしい最期を迎えることができれば家族も救われます。在宅看取りであっても１００％、患者や家族の意向に応えられるとは限りませんが、医療チームと患者、家族との距離が近い分、コミュニケーションも病院よりは密に取れますので、納得のうえでケアすることができるのです。在宅での看取りであとになって悔やむ遺族の様子を目にすることで、私自身も無念さを自覚してしまうことはあります。しかし、そのような後悔する感情も含めて受け入れられるようになり、より良いケアを目指していきたいと、一人の医師として考えています。

不審死から在宅患者を守る

自宅で亡くなると、不審死で警察沙汰や検死になるのではないか、という家族がたまにいます。しかしそれは大きな誤解です。

不審死とは死亡の状況や死因が不明または特定できない死を指しますが、自宅療養している高齢者で不審死扱いされてしまうのは、患者が医療を受けていない場合です。外来への通院もしておらず、在宅医療も受けておらず、家族が面倒を見ていた、あるいは独居という状況では、亡くなっているのを発見した人が警察を呼ばなければなりません。

そうなると遺体は検死されることになり、しばらく家に戻れません。なお、危篤状態で救急車を呼び、到着前に亡くなった場合、救急隊は警察に連絡する義務があります。よって同様に検死されることになります。

医療を受けておらず死亡診断書を書く医師がいないため、事件性の可能性が否定できないとしてこのようなルートに乗ってしまうのです。亡くなっているとはいえ、検死など患者の望むことではないのは明らかです。

このように不審死として扱われてしまうような事態から患者や家族を守るのが在宅医療です。医療を継続的に受けていれば医師が病状を把握している前提があるため、病気とは関係ない事故などの、かけはなれた状況で亡くなったのでない限り、ご臨終の際に医師が立ち会っていなくても、死亡診断書を書くことができるからです。そうすれば事件性のないことが証明され、警察に届け出る必要もありません。

現実的には、終末期の患者は通院困難になっていることが多いため、継続的な医療といっても外来受診をしながら亡くなるケースは少なく、病院での入院中または、在宅医療を受けていて亡くなるケースが大半といえます。

在宅医療は24時間３６５日対応可能なため、訪問診療以外の日に亡くなっても在宅医が死亡診断書を書くことができます。ただし、不審な点や病状として死亡原因に齟齬《そご》がないことが判断される場合に限られます。つまり、在宅診療を受けていれば、家族がいないときに患者が亡くなったとしても不審死扱いされずにすむのです。

最期まで患者の経過を見届ける在宅医は、死後の尊厳も守る大事な立ち位置なのです。

書面で共有することの意味

最期まで尊厳を守った医療を続けるには、患者が在宅でどう過ごしどんな医療を受けたいかをしっかり把握し、医療や介護スタッフと共有しておく必要があります。

そのためにも、在宅診療で終末期の患者を担当する際、その家族とはまず書面で今後の診療の方向性について確認を取ります。私のクリニックでも、「看取りの同意書」という名称の書面を取りかわしています。認知症が進行しているなどで、患者の意思確認が取りにくいケースもありますが、意識が鮮明な場合は患者本人も交えて話をするようにしています。

身近に迫った死について話し合ったり、それを書面に残したりすることは、かたくるしく思えるかもしれませんが、私は大切なことだと考えています。終末期は患者も家族も思いが揺れ動きやすく、医療や介護スタッフがそれに振り回されてしまうことも少なくありません。それ自体はある程度仕方のないことではありますが、スタッフによって患者や家族と行き違いが生じると、安定したケアが行えなくなる恐れがあります。

なお、その同意書ですが在宅医療では積極的な治療は行わず、苦痛を取るための緩和ケアが中心になることや、容体が急変しても救急車は呼ばず、まず在宅医である私に連絡することなどが主な内容となります。

ただし、これを取りかわしたからといって絶対的な強制力をもつわけではありませんので、撤回は可能であることを伝えなければなりません。在宅での看取りは、文書を取りかわしたといっても、まずそのとおりにいくものではありません。患者の状態がどんどん悪くなっていく様子を目の当たりにすれば、家族の考えがゆらぐことも十分考えられますし、いざ在宅療養を始めたら予想以上に身体的にも精神的にもきつく、家族が参ってしまうこともあります。もし過労で倒れて介護ができなくなってしまうことがあれば、在宅での看取り自体を見直さなければならなくなります。

そこで、患者の病状の変化などにより、患者本人や家族の心境が変わった場合は同意書を見直し、希望があれば緩和ケア病棟等への入院や介護施設への入所を検討します。具体的には、痛みが強く常時医療スタッフがいる環境のほうがコントロールしやすいと判断される場合や、家族が疲れ、このままでは共倒れになると考えられる場合に入院や介護施設への入所を検討することが多いです。

また、介護施設の場合は、施設ごとに内規が定められていることが多く、危篤状態になったときに家族と連絡がつけば施設に来ていただきそのまま看取りとなりますが、連絡がつかない場合は、施設が入居者の健康管理を怠ったとみなされるのを避けるために、救急車を呼ぶところもあります。

現実には同意書があっても、容体が急変すると家族がパニックを起こし、救急車を呼んでしまうケースもあります。救急隊は病院への搬送と延命措置を行うことが責務であるため、自宅での看取りはまず叶わなくなります。これはあとあと、家族に悔いを残すことにもなりかねません。

救急車の到着時点で亡くなっている場合、警察が介入するなど事態はさらに複雑になります。そうならないよう、家族が心変わりして蘇生を望み救急要請したとしても、在宅医である自分にも必ず連絡を入れるよう、伝えています。

昨今は救急車の不足や搬送困難事案の増加が社会問題になっていることも受け、在宅療養者のいる家庭から救急要請があった場合の対応方法を、あらかじめ主治医と救急隊の間で取り決めておくよう要請する自治体も増えてきているようです。

終末期の話し合い「ＡＣＰ」が施設基準に

日本では、死について話をすることに対し、縁起でもないなどと忌み嫌う風潮があります。

しかしいざ最期が近づいてくると、ああすればよかったとか、あれをしなかったのが心残りだと、思い残しがあることに気づくものです。私もこれまで数多くの看取りを経験するなかで、そのような声をたびたび耳にしてきました。

若い頃にあれをしたかった、といったような、昔のことへの後悔はどうにもできないことが多いですが、少なくとも療養生活に入ってからは、意思表示をしてくれれば対応可能なことも少なからずあったはずです。しかしそれも、前々から考えておかなければ患者も口に出しづらいのではないかと思うのです。

また、家族も次第に弱っていく患者を目の前にすると、気軽には死の話題を持ち出せなくなるものですし、日々のケアに追われるなどで、改めて考える時間を取るのも難しくなってしまいます。

そこで国では、人生の最終段階の医療やケアについて患者が家族や医療・介護を担うチームと事前に話し合うことを推奨しています。これが「ACP（アドバンス・ケア・プランニング）」と呼ばれるものです。

患者がこれまでの人生で大切にしてきたことなどを踏まえ、これから誰とどこでどのように過ごしたいか、どんな医療や介護を受けたいかについてあらかじめ考え、話し合うプロセスがACPなのです。患者が判断できなくなった場合には、代理で意思決定する人も決めておきます。

最期を自分らしく過ごすために「これはしてほしい」「これはしないでほしい」の選択権は本来、患者がもつべきものであり、ACPはそれが発効される助けとなります。なお、国内では「人生会議」という愛称がつけられています。

私のクリニックでも希望する患者と家族に、先述の看取りの同意書と併せて、療養時のケア内容をはじめ終末期に患者はどう過ごしたいかをできる限り詳しく文書化して共有するようにしています。

これから在宅診療が始まるタイミングであれば、患者も自分の口から意思表示できる状態であることが多いですし、家族も心身ともにまだ余裕があります。ＡＣＰも、患者の意思が変わった場合はその都度、見直ししてよいことになっています。柔軟性をもって最期の過ごし方を患者に関わる皆が考え話し合えるようにするには、何より在宅医を筆頭とした医療や介護のスタッフが、与えられた業務をただ行うのではなく、日頃から患者が何にこだわり、どう過ごしたいのかを口にできる雰囲気づくりや、患者の話に耳を傾け受け止める姿勢を常にもっている必要があります。

　死が近づいた患者は意思表示できなくなることがほとんどです。しかしＡＣＰの運用が適切になされれば、そのときが来て家族がパニックになり、患者の苦痛の要因が不明なまま延命処置が行われるといったことも避けられます。

　ＡＣＰは海外では２０００年前後から普及し始めており、日本でも２０１８年に厚生労働省よりガイドラインが策定されるなど普及が進められているものの、まだ浸透しているとはいえない状況です。ただ、在宅療養支援診療所においては、施設基準の一つにＡＣＰを作成することが推奨されているので、今後在宅療養支援診療所が増えればＡＣＰもより広まっていくものと思われます。

最期まで生活を楽しめる工夫を

終末期における診療は、衰弱に伴う苦痛をできるだけ取る緩和ケアの比重が大きくなります。寝たきりになると床ずれの処置も必要になり、訪問看護師を中心にケアをしていきます。

在宅医療では、こうした医療的なケア以外にも、できるだけ苦痛なく快適に療養できるよう、実際の生活の場を見ながら考え、実行に移していけることが強みといえます。

私のクリニックで取り組んできたことを振り返ってみると、私は特に「食べること」に対し、細やかな気遣いを心掛けていたと思います。食べられない人でも、口腔ケア用のブラシや綿に果汁や煮汁などを染み込ませて口に含ませるなどをすれば、風味を感じるといったレベルで食の楽しみは提供できます。

どうしても最後にお酒が飲みたい、という患者には、酒をガーゼに含ませ口の中を湿らせるという工夫もできます。実際に私のクリニックでは実施したというのを聞いてはいませんが、なかには胃ろうに酒を入れて、げっぷで戻ってくるにおいを楽しむなんていうつわものもいるようです。

また、診療中の喫煙は自重しているものの、患者がいる部屋に入れば明らかにたばこの煙が充満していることもありますし、灰皿やたばこそのものが置いてあるのはごく普通の光景です。諭してもすぐにやめてはくれないですし、やめる気もないのは分かっています。そのため、「ほどほどに」と節煙を促すことはあっても、禁煙を強制することはしていません。基本的に終末期の患者には嗜好品の使用を許容しています。

普段どおりが心を癒やす

形にあらわれない、患者の心のケアも在宅医療・介護では必然的に求められます。体と心は相互に影響を及ぼします。人は誰でも、体調が悪くなってくると不安が募るものですし、逆に不安が体の不調となってあらわれるものです。終末期においてはなおさらで、容体が安定しており特に苦痛を訴えていなかった患者でも、死を現実的なものとして考えるようになったとたん、不安や恐れから食べられない、眠れない、話す元気もないなどと、体調不良を訴えるケースは多々あります。

正直なところ、医師であってもこうしたときにうまく対処できる方法を知っているわけではありません。開業したての頃は私も情に流され、患者や家族と一緒になって感傷的になり、何かしてあげたい気持ちが空回りするようなことが多々ありました。しかし、それでは現実と向き合えなくなり、冷静さが失われて余計に死を否定するような気持ちが患者を支配してしまうと感じるようになっていきました。

死なくてすむなら、私も全力を尽くしますが、現実はそうではありません。死を受容する方向へもっていくのも、医師、特に看取りを行う在宅医に課せられた職分なのです。

それをまっとうするには、患者や家族が不安で感情的になりそうなとき、医師はむしろ淡々としているほうが、それを落ちつかせるのには効果的です。淡々といっても突き放すのではなく、不安を起こさせている要因を探ろうとするのです。例えば、もうすぐ死ぬのかと患者が聞いてくるときは、急に思い詰めてしまうことももちろんある一方で、どこか具合の悪いところがあってつらい気持ちが、言葉になって吐露されるということもよくあります。そのため私はどこか具合が悪いところはないかと聞き返して、体の問題に患者の目を向けさせるようにします。それで苦痛を緩和してあげると、患者の気持ちも楽になり、死への恐怖から少しだけでも解放されるといったケースを私はこれまでいくつも経験してきました。

それでも精神的に参ってしまっているような場合、私は訪問看護師にも相談して対応をお願いすることがあります。訪問頻度が高く、一緒にいる時間が長い訪問看護師のほうが実際には、死への不安を打ち明けられることが多く、対応の経験も豊富だからです。場合によっては最初からターミナルケアの経験を積んだ訪問看護師とチームを組むこともあります。

そのうえで、在宅診療ではできるだけ普段どおりにふるまうことが、患者や家族の死への受け入れをスムーズに進めやすいように感じています。

これは私個人の考えであり、正解などないとも思っています。だからこそ一人ひとりの患者と向き合い、その人にとっての最適解を見つけていく姿勢を在宅医はもつべきなのです。

心変わりを受け入れる

患者の要望は、その日の体調によっても変わります。病人でなくても、体調の変動や気分の浮き沈みはあるものですが、終末期の患者は特にその傾向が顕著になります。日々の思いの振り幅が大きいのです。残された時間が少ないなかで、周囲にどうしてほしいのか、自分はどうしたいのかは当の患者が最も悩むところだからです。延命治療も、受けることを希望しない、と意思表示していたのが翻ることも多々あります。

誰もが避けられない死ですが、それでも受け入れ難いというのが人の心だと思います。世界的に有名な、米国の精神科医エリザベス・キューブラー・ロスが提唱する「死の受容への5段階」では最初に否定し、次になぜ私がこうなるのかと怒り、次に死を回避しようと何かにすがる取引の段階があり、最終的に受容することが示されています。

しかし、終末期の介護の現実は理論どおりにはいきません。一度は受け入れてもやっぱりいやだ、と揺れ動くことはよくあります。

［図9］エリザベス・キューブラー・ロスの「死の受容への5段階」

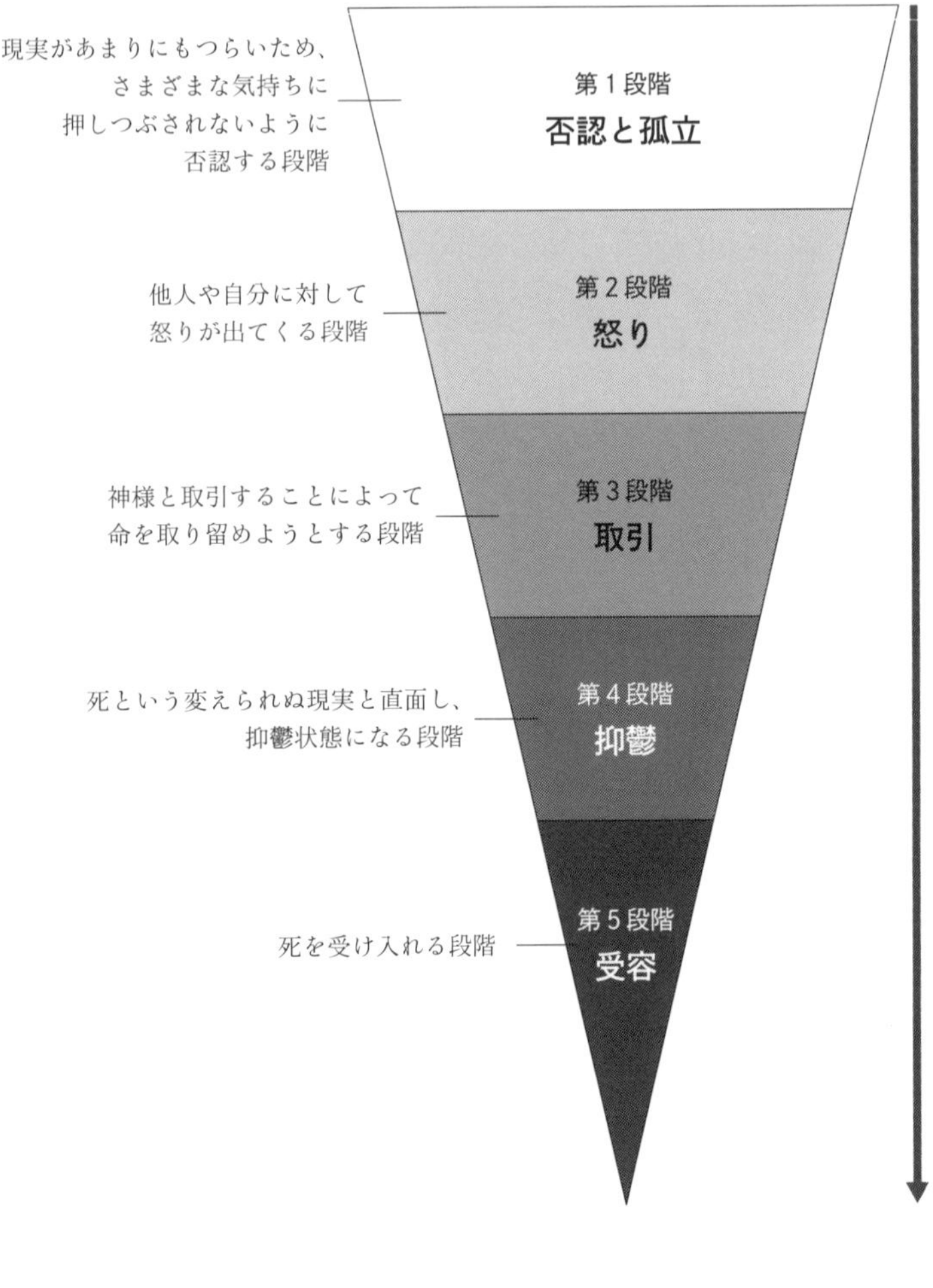

出典：『死ぬ瞬間――死とその過程について』（中公文庫、鈴木 晶訳）を基に作成

患者の気持ちが揺れてしまえば家族の気持ちも当然揺れます。それは患者に振り回されることでもあります。この理論では、ぶれるのはよくない、患者の迷いに振り回されてはいけないといわれます。すんなりと受容の段階にいかず苦しんでしまうからです。

しかし、家族ともども気持ちが揺れて患者の思いにも振り回され、間際までもがき苦しんだとしても、そのほうが旅立ったあとにやりきったと満足の言葉を口にする家族も多いのです。

そんな様子を見て私も、もがくことは受容し納得するために不可避な過程であると考えるようになりました。そのため、患者や家族が揺れ動いて要望がしばしば変わっても、否定するようなことはしません。同意書やＡＣＰはいつでも撤回、変更は可能ですと伝えていますし、その都度患者や家族と話し合い、治療方針を見直していきます。

ただし、患者や家族の要望が、在宅医療でできる範囲の方向転換ならいいのですが、できないこともあります。例えば極端な例ですが、痛みのコントロールがうまくいかないから夜通し医師にいてほしいといった要望が出ても、在宅医療では対応できません。

こういうことはできます、こういうことまでしかできませんというのは、はっきり言うようにしています。在宅医療でできる範囲を超える要望があったら、緩和ケア病棟を案内することもあります。

家族のケアも担う在宅医療

在宅医療が病院や外来での医療と決定的に違うところは、家族のフォローを担う部分も大きいことです。精神的なケアと、ケア方法の見直し等のアドバイスなどを医師から家族に直接行うことが多いというのは特徴の一つだといえます。

残された時間を自宅など住み慣れた場所で過ごすことは、患者と家族にとって安らぎになると同時に負担も確実に発生します。最初こそ介護はそれまでになかった非日常ゆえに、頑張ってしまう人が多いのですが、それが毎日の日常になると予想以上に心身にこたえてくるものです。

私の経験では、終末期の患者をケアする家族の多くは、表情や動きを見ても疲労を隠し切れない様子が見て取れます。身内の死の受け入れはそうたやすくできるものではなく、亡くなったあとでさえも受け入れられずに苦しむこともあります。そうして不安にさいなまれる家族をこれまでに数えきれないほど見てきました。

さらに、患者本人は全身が衰弱していくにつれ、心身の苦痛を強く感じ、家族への要求が日ましに強くなっていくことがよく見られます。そうした要求に応えようと頑張ることが、家族をますます身体的、精神的に追い詰めてしまいかねないのです。

家族のケアには、人間関係にも気を配る必要があります。例えば二世帯などで同居家族が複数人いるようなとき、一概に家族で看護するといっても、同居家族全員がケアを等しく分担し、一丸となって看取るというのは私の見ている限り少ないのが実状です。一方で、家族のなかでも特定の１人からのケアを希望する患者も多いので、誰かに集中的に負担が掛かっていることのほうが多いのです。

最も怖いのは、主介護者をはじめ家族が疲れ切って機能不全に陥ることです。診療時に医師から一声「大丈夫ですか」と言葉を掛けることで、家族の苦しみがやわらぐこともありますし、具体的に何に悩み困っているかを話してくれるきっかけになることも多々あります。

また、家族の苦しい様子は、医師よりも頻回に居宅へ出入りする訪問看護師のほうがより詳細を把握しており、何かあれば医師に申し送りをしてくれることもあります。チーム内で状況を共有していれば、家族の心が折れてしまうのを未然に防ぐ助けになります。

かなり深刻な場合には、これまでの診療経験も踏まえて、負担を減らす具体策を提案することもあります。

例えば、トイレに手すりなどを設けて患者一人でも排泄が行えるよう対策していたとしても、身体の衰弱などの理由でやがて一人では行えなくなってしまう場合があります。

排泄は人としての尊厳に強い結び付きがあり、できるうちは自分で排泄したいと思っている人がほとんどです。しかし、寝たきりになってしまうと、人の世話になりたくなくてもおむつになります。

トイレに限ったことではありませんが、「こんなこともできないようでは、生きていても仕方ない」「家族に負担を掛けて申し訳ない」と自責の念を抱いてしまうと、せっかく住み慣れた自宅で穏やかに過ごすために在宅を選んだ意味が患者にも見いだせなくなってしまいます。

介護者の方は、下のお世話は気にしないといっても、患者がいやがるがゆえにぎくしゃくしたり、またお世話自体も体力がいることなので、介護者が疲れ切ってしまったりということはあります。患者の尊厳を守るという観点からも、お互いが介護する、されることを心理的に受け入れていない状態で、介護者が何から何まで世話をしようとすると、かえって両者にとって負担のもとになり、長続きしません。

私はむしろ介護者が自分の手に余ることは早く見切りをつけ、介護サービス等の外部の力を上手に借りるほうが、ケアされる患者本人も気が楽になり、うまくやっていけると考えています。渦中にいる家族はなかなか気づけないのと、気づいていても医師やスタッフに言い出せないこともあるので、私のほうから進んで提案していくようにしています。

時には、緩和ケア病棟や施設を勧めることも

看取りが近づくほど、介護者の疲労はピークに向かっていきます。夜間、急に呼吸が荒くなったり、手足をばたつかせたり、うなったりなど、それまでになく体調の波が激しくなることも多く、急変のたびに起こされ１分１秒と気が休まら

ない夜が繰り返されると憔悴してしまうのは仕方ありません。

特にがんの末期は痛みがコントロール不良になることも多く、介護者は夜通し、痛がる患者を前になすすべもなく見守るしかない状況に追い込まれます。

ただ、最も避けたいのは家族が疲弊し介護できなくなってしまう状態です。そうなりそうな傾向は私も普段の往診で気をつけて見るようにしており、これ以上負担が掛かると危ないと判断したときには、こちらから緩和ケア病棟やホスピスへの入院を提案することもあります。

特に、家族の不安が大きい場合や、手を尽くしても疼痛のコントロールが不良の場合は入院を積極的に勧めることが多いです。いずれも急な対応を要する場合が多いからです。

なにもひとたび在宅診療を選んだら、何が何でもずっと家で見続けなければいけないという決まりはありません。同意書やＡＣＰの撤回、見直しはいつでもできるのです。

緩和ケア病棟やホスピスへ移ることになった患者の家族は、患者本人の、自宅で亡くなりたい希望に沿えなかったと自身を責めてしまうことも多いのですが、入院によって苦痛のコントロールが24時間できるようになれば患者も楽ですし、家族も心身をすり減らすことがなくなり、休むことができます。高齢者の容体が、計画どおりに経過することはほとんどないため、その都度できる最良の選択が緩和ケアなのであれば、家族にもそう伝えてこれまでの努力をねぎらうことも、在宅医の役割だと私は考えています。

また、終末期でなくても自宅での療養や介護が困難と判断し、施設や病院を勧めるケースもあります。例えば認知症でＢＰＳＤ（周辺症状）が酷くなってきたような場合は、患者の安全を優先するためにも施設入所のほうが望ましいこともあります。

独居の場合は家屋内で転倒や体調の急変などのアクシデントがあっても発見が遅れがちになるので、大勢の目がある施設のほうが安心といえます。たとえ家族が近所に住んでいたとしても、同じ屋根の下ではないので、発見したときには冷たくなっていたということは起こり得ます。私はこれまでに何件か、独居の方に施設を紹介してみたことがあるのですが、行く前は嫌だと言っていた方も、いざ行ってみたらすんなり慣れて快適に過ごしています。

「選択肢よりも、最適解」が家族を楽にする

医療はあくまでインフォームド・コンセントが原則です。どの治療を受けるかの判断は患者や、その家族に委ねられるとしており、医師はそのための説明責任を負っています。

しかし、終末期に入り、患者に代わって家族が医療やケアのさまざまな判断をしなければならなくなった際、その原則を押し通すのは酷との思いが私にはあります。

理由は２つあります。１つは、選択肢が多ければ多いほど、ただでさえ疲弊している家族にとってはメリットとデメリットを客観的に検討する心の余裕がなく、大きな負担になる恐れがあるからです。

もう１つは、選択を迫られた家族が、自分の決断が患者本人の命を左右してしまうと重圧を感じ、場合によっては亡くなったあとも、心に傷を残すことになりかねないからです。

そのため私は、ただ単に複数の案を並べるのではなく、患者にとっての最適解

がどれかを伝え、あとは任せてもらうようにしています。もちろん家族がそれに難色を示せば行いませんし、疑問にはきちんとお答えして納得してもらうことは前提です。

特に、鎮静を行うかどうかの判断が求められるとき、それを家族に委ねるよりも、医師が判断するほうが、患者や家族にとっていい結果になることのほうが多いと感じています。

鎮静に関しては、終末期患者に対して苦痛緩和を目的に用いられることが一般的です。しかし、それと引き換えに意識レベルが低下するため、コミュニケーションが取りづらくなったり、誤嚥や呼吸困難のリスクが高まったりするなどのリスクも伴います。

もし、家族がもうこれ以上苦しめたくないとか、こんなにつらいのならいっそ楽にしてあげたい、といった考えが明確になっていれば、あまり躊躇せず鎮静の判断が出せるはずです。しかし、そこまではない場合、鎮静の判断は家族自らが命の線引きをすることに等しく、大変な重圧感となります。その苦しさから、自分たちさえつらいのを我慢すればよい、という考えに陥ってしまうと、結局何も決められずに、負担の大きい日常に耐えしのぶ状況は何一つ変わらないということになってしまうのです。

　そのため終末期においては、ある程度は医療者主導で、家族の決断に対する負担を軽くできる言い方をしたほうが、良い結果を生み出すこともあります。

　鎮静は特に医師がこれまでの経験をもとに最適な方法を都度推測しながら行うことが多いこともあり、決まった方法が確立されていません。したがっていっそのこと医師に相談してもらったほうが、患者も家族も楽になれることが多々あるのです。何より家族にとっては、患者の命の線引きに際して医師の意見を聞けることで幾分か気が楽になります。

　インフォームド・コンセントは確かに原則であり大切なことです。しかし私は看取りの経験を通して、すべてにおいてこの原則を振りかざすということが必ずしも患者やその家族にとっての幸せにつながるわけではないということを学びました。

看取りは、家族で過ごす時間を大切に

　人はどのようにして亡くなっていくのか、またその過程で医師はどうふるまう

べきかについて、実は医学部でもあまり取り上げられません。したがって眼前の個々の患者を対象とする実臨床の場で、医療者として何をすれば患者や家族にとって望ましいのかは、経験を積むなかで自分なりの方法を見つけ力をつけていくしかないと考えています。

今までの経験では、ついさっきまで元気そうだったのに急変して亡くなる、ということは全体からすると少なく、ゆっくりと旅立ちへの準備をしていくことのほうが多いです。具体的には、だんだん眠っている時間が長くなり、起きていても夢と現実の区別がついていない様子が見られます。そのうち声を掛けても目を覚ますことが少なくなってきて、呼吸が不規則になったり手足が冷たくなってきたりすると、数時間〜1、2日が山といわれます。

看取りはその家庭のプライベートな時間であり、私としては思い残しがないよう過ごしてほしいという思いがあります。そのため、あまりこちらからあれこれと、看取り方について指示するようなことはしません。一方で、家族にはご臨終を迎える兆候や、息を引き取るまでの体の変化などについて説明し、患者へ最後に伝えたいことがあれば、呼吸が安定しているうちがよいと申し上げることはあります。

実際には、医師やスタッフがいなくても落ちついて看取れる家庭はあまりなく、多くは患者の呼吸が不規則になってきた時点で、「苦しそう」「呼吸が止まっているかも」と、慌てた様子でこちらに連絡が入ってきます。

医師が連絡を受けたら、その家庭に訪問看護が入っている場合は先に行ってもらうようにしています。というのも、数は少ないもののなかには、痰が詰まりかけて呼吸が苦しくなっているなどで、看護師が処置をしてもちなおすケースもあるからです。

しかし残念ながら多くの場合は、そのまま呼吸が止まってご臨終を迎えます。お亡くなりになったあとは、医師が確認を行い、死亡診断書を書く、といった流れになります。

なお、ご遺体に膀胱留置（バルーン）カテーテルなどの医療器具がある場合は在宅医が外します。清拭や死に化粧などのいわゆるエンゼルケアは診療外で自費扱いとなり、遺族の希望に応じて訪問看護師や葬儀会社で行います。

悔いなき看取りの経験こそが、最良のグリーフケアに

在宅診療が外来や入院と大きく違う点は家族のフォローも行う点です。そのため、患者が存命のときは家族の精神的ケアもしていたのに、亡くなったらフォローもしないですと簡単には線引きしにくいものがあります。

近しい人との死別の悲しみを癒やすケアをグリーフケアといいます。昔は、このような言葉がなくとも家族や地域のなかで痛みを分かち合うことができ、それが遺族の癒やしになっていました。しかし現代は核家族化や地域のつながりの希薄化が進み、それもなかなかしにくい世の中になってきています。

私はかつて、３次救急病院の小児科で研修を受けていたことがあります。そこでは、グリーフケアは身近な存在であり、医療者によって積極的に行われていました。

人の心情として、わが子の死は家族にとって簡単に受け入れられるものではありません。小児に多く見られる突然死や、急性の疾患、怪我などで短期間のうちに亡くなってしまうケースではさらに、家族に計り知れないほどの悲しみや痛み

をもたらします。

そのためその病院では遺族の状態に応じて継続的に専門のスタッフが対応にあたるなどのケアの体制が整っていました。そうした背景から私自身グリーフケアの重要性は強く認識しており、小児科を離れ在宅医になったのちも必要に応じ遺族のケアを心掛けています。

在宅診療において、遺族のグリーフケアは業務外にはなってしまいますが、亡くなったあと、医師ないし看護師が居宅で使用していた医療器具等を引き取りにうかがう機会がありますので、その際に声を掛けています。

重い病気で若い家族を亡くしたなど、遺族が大きなダメージを受けていると思われる場合は、後日電話をしたり、場合によっては面談をしたりすることもあります。

私は勤務医時代、病院でも看取りに立ち合ったことがありますが、実は亡くなったあと、遺族が病室の私物を引き取りに来ないこともまれにあります。それだけ遺族にとって病院は最後までアウェーであり、いやな場所になってしまうということです。一方、在宅の場合は最後まで文字どおりホームグラウンドなので、遺族にとって悲しみはあってもいやな場所にはならないと、これまでの経験を通して感じています。

ただ、亡くなったあとでこちらからグリーフケアとして家族に働き掛けを行うことも心掛けてはいるものの、これまでの在宅医としての経験から、遺族に看取りまでの過程で後悔がないと思ってもらえることが、何よりも効果的なグリーフケアになるというのが私の考えです。そのため自分のなかには常に、看取りに関して絶対にその家族が後悔する形にはしたくない、という強い思いをもって取り組んでいます。

第四章

多職種と連携して患者を支える仕事
在宅医は地域包括ケアシステムを指揮するリーダー役

在宅医療は個人プレーでは成り立たない

昨今、医療体制は「多職種連携」「チーム医療」が大事だとよくいわれます。特に在宅医療は、いかにうまく連携しチームの結束を高めるかが、質の高い医療を提供するカギになると私は考えています。連携したりチームを組んだりする職種や組織が、一つの医療機関内におけるチーム医療よりも多岐にわたるのが、在宅医療の大きな特徴だからです。

在宅医療でいうところのチーム医療は、病院なりクリニックなりの一つの医療機関内におけるチーム医療とはやや意味合いが異なります。同一の医療機関内におけるチーム医療の構成メンバーは一般的に医師、看護師などのコメディカル、事務担当などが挙げられます。このメンバーは同じ施設で働いているため医療に関する知識や常識、その医療機関独自のルールなどに対し共通認識のある間柄といえます。

しかし在宅医療のチームでは、そういうわけにはいきません。看護師などのコメディカルや薬剤師など、所属先が自分のクリニックではなく、外部組織であることがほとんどです。また、担当する患者によって、顔触れが変わることも当たり前です。

さらに、在宅医療では医療スタッフのほか、介護職や自治体の福祉課との連携も発生します。近隣の大きな病院や専門性の高い医療機関と関係性を築き、担当している患者の容体が急変した際などに速やかに情報を送れるようにしておくことも重要です。

それぞれが専門性を活かし、業務分担をしながらも、職種間で密に情報共有や意見交換をしていくことがチーム医療にとって大切です。それは同一の医療機関内のチームでも同じですが、在宅医療では連携先が多く、職種や業種も幅広いので、より細やかさが求められます。ばらばらに動いていたのでは、漏れや重複が生じやすく、質の高いサービスを提供することができません。

こうした特徴をもつ在宅医療の多職種連携、チーム医療のなかで、在宅医療はどうあるべきかといえば、まず言いたいのは、「在宅医の仕事は患者の診療だけ、というわけにはいかない」ということです。

患者が快適に在宅で過ごせるように患者の体調はもちろん療養環境や時には家族との人間関係にも常に気を配ることが重要です。サポートが必要と考えたら速やかにそのサポートを担当するチームメンバーに相談したり指示出しをしたりすることが求められます。そして、それができるようになるには各職種の仕事内容を把握しておくべきですし、保険制度や法律のこともある程度は知っておく必要があります。

個人によるスタンドプレーでは通用しないということです。ほかのスタッフも同様で、自分の仕事さえミスなくできればそれでよいのではなく、互いの仕事を理解し、皆が患者のほうを向いて、患者にとってベストな医療やケアを一緒に考えながら、業務にあたる姿勢が大切になってくるのです。

積極的なコミュニケーションが、メンバーをつなぐ

多職種連携をスムーズにし、チームとして十二分に機能させるには、医師をはじめ個々のメンバーが互いに理解し合えるよう積極的にコミュニケーションを取ることが必要とされます。

例えば使用する言葉一つにしても、同一の医療機関内だったら無線機で通じる言葉が、所属する組織が違うために伝わらない可能性は十分にあります。言葉だ

けでなく治療やケアの方法も、自分のクリニックでいつも行っていることが、ほかの組織では違和感をもたれてしまうこともあるということです。

特に介護職との連携は重要ですし、そのためには医師が介護のことも知っていなければなりません。在宅医療を受ける患者は介護を必要とする高齢者や終末期の人が多いので、医療保険を使った医療サービスと介護サービスの両方が提供されているケースがほとんどです。しかし患者や家族が全員、受けているサービスのうち、医療と介護をきっちり区別できているとは限りません。したがって診療の場で患者や家族が、医師に対して介護絡みの質問や相談をすることもあり得るのです。

そのときに、介護のことだから自分には分からないと返事をしていたら、この医師は冷たい、頼りにならないと思われて関係性が悪くなることも考えられます。自分が直接対応できなくても、しかるべき担当者に申し送りをしたり、せめて誰に言えばいいのかをアドバイスしたりする、そんな気遣いや立ち回りが、在宅医には求められます。

国も医療と介護の連携を進めていく方針を打ち出しており、報酬面でも、医療と介護の協力に一部、保険算定が認められている業務があります。この点でも、医師は居宅で主に提供されている介護サービスの知識はもっておくべきだといえます。

コミュニケーションがうまくいけば、在宅医療に関わるすべての職種がそれぞれの専門性を発揮するとともに、不足している知識は互いに補い合うことができ、患者への最適な医療やケアにつながります。何か問題が起こった場合でも、それぞれの専門的な視点から意見交換をすることで、患者にとって最適な解決方法を見つけることができるのです。

地域包括ケアシステムの目指す「サービスの包括的かつ継続的な提供」を実行するには、関わるすべての職種が患者や家族の暮らしを支えるという共通の目的をもって協力し合うことが、在宅医療やケアにおいては求められているのです。

在宅医は、多職種連携のチームリーダー

在宅医療におけるチーム医療を円滑に機能させるには、確かにメンバー個々人の業務スキルやコミュニケーション力が高いことも大切ですが、それだけでは不十分です。

チーム医療である以上、まとめ役であり業務の推進役であるリーダーの存在が不可欠です。そして地域包括ケアシステムのなかでは、在宅医にその役割が期待されていると考えています。在宅医は患者の生命に最も近いところにいて、責任をもつ立場だからです。

高齢者が住み慣れた場所で最期まで自分らしく過ごすために多方面からサポートをするのが地域包括ケアシステムに求められている機能です。そのなかで在宅医療を必要とする人は特に心身面での手厚いケアが必要です。そのためのプランを立て、多種多様な関係者を取りまとめていくことが、リーダーたる医師には求められます。

何かトラブルが起こってからでは、状況によっては手遅れになるリスクもあるため、ほかのスタッフよりも先を読んで、タイムリーな提案や指示ができなくてはいけません。医師自身が指示待ちをしていては、必要な医療の提供が遅れてしまいます。そういう意味で先見の明をもつことと、物事を俯瞰的にとらえることが在宅医には求められるのです。

ただ、一つひとつの実務におけるリーダーは、都度入れ替わるべきだとも私は考えています。例えば看護業務なら訪問看護師がリーダーに、介護業務ならヘルパーなどの介護職がリーダーになるのは当然です。

　リーダーとはどんな場面でも何から何まで指示しなければいけないということではありません。各スタッフの専門的な知見や技術を信頼し、それぞれがベストを尽くせるように立ち回ることこそが特に在宅診療の場では重要になってくると私は考えます。

　とはいっても、ここぞというときには、医師が頼りにされることが多いのは事実です。終末期に患者の容体が悪化していく様子を家族が見たとき、不安は募る一方となります。このような場合に病状や今後の対応について適切な説明を行い落ちつかせるのは医師の役目です。

　例えば、認知症のＢＰＳＤが強く出ており、施設が困っているものの、家族によっては施設の対応が悪いせいだと言ってくることもあるので、どのように伝えたらいいか苦慮するようなことはよくあります。そのようなときには、症状が出ているのは病気のせいであることを医療の専門家からきちんと説明する必要があるのです。また終末期に入り、今後急変する可能性が高いときにも医師から今の病状や今後の見通しについて改めて説明の場を設けると、家族も心構えがしやすくなります。

そのためには現場の状況を正しく把握し、ほかのスタッフと問題点を共有していなければ、ちぐはぐな対応になってしまいます。それを避けるためにも、他職種との情報共有をはじめとした連携を密に取っていくことが在宅医には求められます。

連携は、在宅医療開始前から始まる

新規で在宅医療の担当が決まると、事前にチームを組むメンバー間で患者の情報を共有します。連携は診療開始前からスタートしているのです。

患者からの在宅医療の希望は、その患者がそれまでどこにいるかで複数のルートがあります。患者が入院しており、退院後に在宅医療を受けたい場合は、その医療機関の地域連携室など、退院支援を行う部署を介して在宅医に依頼されます。退院時には病院担当者、在宅医、ケアマネジャー、そして患者と家族が同席してのカンファレンス（退院カンファ）が行われ、在宅で必要な医療内容と介護サービスを決めていきます。

患者にかかりつけ医がいて、通院が困難になったので在宅医療に切り替えたいという場合には、そのクリニックが在宅医療を行っていればそのまま移行ということになります。

それ以外の、かかりつけ医もいない場合は各自治体にある地域包括支援センター等の高齢者生活相談窓口に申し出ます。その際、在宅医療希望＝通院が困難＝介護が必要、との理由から、介護申請の手続きを行うことが通例です。介護認定されると担当のケアマネジャーがつき、その人が通院困難で在宅医療が必要と判断した場合に、ケアマネジャーが在宅医や訪問看護師、介護士などへ依頼をするという流れになります。

訪問診療の開始時期は、患者の病状や体調などを考慮し、前医や家族とも相談のうえ、決めていきます。原則的には退院日や前のかかりつけ医の最終受診日からあまり間をおかないことが望ましく、早ければ数日内、体調が安定していれば翌月の範囲内で決まることが多いです。前の医療機関で処方された薬がなくなるタイミングで開始日を設定することもあります。

私のクリニックでは、初診時に訪問看護師やケアマネジャーも同席して、実際の居宅を見せてもらいながら、あらかじめこちらで作成した計画書をもとに治療方針や手順、スケジュールなどを家族と確認するようにしています。

また、相談員などの事務担当が必ず初回の訪問前に電話でひととおりの事務的な事柄を説明しておきます。その際、家族からの診療上の要望なども聞いておきます。その情報を計画書に反映させ、初回の顔合わせに臨むようにしています。事前にできる限りの、きめ細やかな対応ができる体制を整え、診療に備えるというわけです。

コロナ禍中にリモートが普及したことで、退院カンファはリモートで行っても保険算定されるようになっています。患者宅の初回の打ち合わせへのリモート利用は現段階では算定の対象外ですが、メンバーの日程調整がつかない場合は初診とは別に、リモートで行うこともあります。

医療を必要とする人が在宅医療を受けるパターンは、それまで受けていた場所（病院や外来クリニック）から在宅への移行または、それまで医療とつながっていなかった人が在宅での医療を受けるパターンがあります。前者はさらに、それまで入院治療だったか、通院治療だったかで２つに分けることができ、在宅医療へ移行する人のほとんどは次の３パターンのいずれかに入るといえます。どのパターンであっても、在宅医療への移行は、在宅診療クリニックと病院や福祉関係者等との多職種、多施設連携が必要となります。

① 入院治療から退院後の在宅医療への移行

入院中の患者の状態によって、退院後の通院が困難と思われる場合は、退院時に在宅医療への移行が検討されます。移行する場合は入院先の病院の介護相談窓口や地域連携室などが相談窓口となります。また、介護保険の申請も必要になるので各自治体の介護保険担当者も加わることになり、ケアマネジャーを決めます。

在宅診療開始前に、医療や介護スタッフとの顔合わせや、在宅での療養上必要な説明等を行います。入院していた病院は在宅診療クリニックと連携し、緊急時に再入院の受け入れをするなどのサポートを行います。

② 外来クリニックへの通院困難による在宅医療への移行

通院しているクリニックが訪問診療や往診を行っている場合は、そのままそのクリニックに掛かることができますが、行っていない場合は、訪問診療を行っているほかのクリニックに在宅医療を申し込むことになります。多くは介護保険によるサービスをすでに受けている家庭が多く、訪問看護師やケアマネジャーが仲立ちし近隣の在宅診療クリニックを紹介、必要な手続きも行うのが一般的です。

①と同じように、在宅診療開始前に顔合わせや必要な説明等を行います。

③　未受診状態から在宅医療への移行

独居の高齢者や精神疾患を患っている人のなかには通院が続けられず持病が悪化するケースも少なくありません。地域の保健師や民生委員等が近所の人からの連絡を受けるなどでこうした情報を得て、自宅を訪問し、治療の必要性について患者を説得し医療につなげるなかで、通院困難な場合は在宅診療クリニックに自治体等から依頼が入ります。その後、自治体の福祉担当やケアマネジャーなども交え医療の進め方を相談していきます。

訪問看護師は在宅医療の中心的役割

在宅診療をスムーズに進めるには、訪問看護師との連携なくしてはなし得ません。というのも在宅医療の中心的役割を果たすのは訪問看護師ともいわれているからです。

訪問看護師は在宅療養支援診療所や介護施設に所属する看護師とは別の事業所

から定期的に訪問し、普段の療養を支えるためのケアを行う職種です。訪問看護師が所属する事業所は、主には保健師または看護師が管理者となって運営する訪問看護ステーション（指定訪問看護事業所）となりますが、ほかに、病院や診療所などの訪問看護部門や小規模多機能型介護施設など（みなし指定訪問看護事業所）もあります。いずれも訪問看護指示書と呼ばれる主治医の指示書に基づき業務が行われます。

訪問診療が月１～２回程度であるのに対し、訪問看護は週２～３回と頻度が高いので、在宅の患者にとっては医師よりも長く接していることになります。訪問看護師は訪問介護員（以下ヘルパー）とも頻繁に顔を合わせます。よって、医師が患者の普段の様子を把握するのは、直接ヘルパーから話を聞くよりも、ヘルパーから話を聞いた看護師からのほうが多いのです。

訪問看護師は医療的な知識も豊富なので、在宅医への報告も的確です。ベテランになると患者や家族の状態を把握して、こういうことを不安に思っているようですよ、などとこちらに情報提供してくれることも多く、有能な参謀役という感じで非常に頼りになる存在です。

ただ、決まったベテラン看護師といつもチームを組むとは限りません。訪問看護ステーションの場合は全国に約1万4000カ所あり（2022年4月1日時点、全国訪問看護事業協会調べ）、私のクリニックの担当エリアにも複数存在します。どのステーションの看護師とチームを組むかは、ケアマネジャーの裁量で都度決まります。組み慣れているところとやらせていただくことも多いのですが、固定ではありません。

医師にもさまざまな人がいるのと同じように看護師にも個性があります。どの事業所のどの看護師と組むことになっても、患者に質の高い医療を提供するには、それぞれの方法に固執せず、互いの仕事を理解し合い、意思疎通をスムーズにするよう努めることが大切です。

それには、医師だからと権威を振りかざすようなことはもってのほかです。それがリーダーシップととらえるような人がいたら大きな誤りです。むしろ「教えていただく」姿勢を示しつつ、フラットな関係でコミュニケーションを取れるよう努めることが肝要と私は考えます。それにより、今後の診療をより良いものにし、診療において他のスタッフをリードする立場になれるのであろうし、それこそが、真のリーダーシップだと思うのです。

訪問薬局との連携で服薬支援

薬剤師が居宅を訪問して薬を渡したり服薬指導を行ったりする訪問薬局は、独居の患者や、家族が介護等で手が空かず薬局へ行けない場合などでよく利用されています。私のクリニックでは担当患者の５～６割が訪問薬局を利用しています。またこれとは別に、介護施設で訪問診療を受けている入所者については、施設全体で薬の配達と管理を訪問薬局に委託しているところがほとんどです。

高齢の自宅療養者は、嚥下機能が落ちていてうまく飲み込めないとか、認知症などで飲み忘れてしまうなどの事情で、処方どおりに服薬できないケースが往々にしてあります。訪問診療は月に１～２回程度の場合もあるので、そうした問題があっても医師では気づくのが遅くなりがちです。訪問薬局が入っていれば問題の把握がタイムリーに行われ、医師との連携のもと薬の数の調整や処方の変更、あるいは服薬指導といった対策も早めに取ることが可能です。

例えば訪問薬局が薬を居宅に届けに行った際、薬が大量に余っていたとします。その場合薬局から患者や家族に事情を聞き、「この薬はほかの薬と違うタイミングで服用しなければならず、飲み忘れしやすい」といったような問題点を把握し、医師に報告します。医師はそれを受けて、ではほかの薬と同じタイミングで飲める別の薬にしましょう、と処方を変える、といった具合です。なお訪問薬局が入っていない居宅では、訪問看護師がその役割を担ってくれます。

また、処方を変えた場合の残薬の回収も訪問薬局が入っていれば速やかに行われるので、誤用のリスクを減らすことができます。

がん患者に対しては、私は、訪問薬局の利用を積極的に勧めています。そのほうが、患者や家族へのメリットが大きいのです。

終末期になると疼痛コントロールに難渋することが多く、細かな薬の微調整が必要で、処方を1日きざみで変えていくことも少なくありません。医療用麻薬の在庫がある薬局も限られていますので、処方が変わるたびに家族が取りに行くのは大変です。がんに強い訪問薬局を利用し、薬を届けてもらうほうがはるかに楽なのです。

ケアマネジャーは医療・介護連携の要

わが国には、医療や介護のニーズに対しさまざまな社会資源があります。身近なところでは医療保険や介護保険があり、どのような保険を利用すればどんな医療や介護が受けられるのかは医療・介護従事者はもっておくべき知識の基本中の基本です。しかし社会資源はそのほかにも各種制度、施設、物資、技術等多岐にわたり、それらを上手に利用することが質の高いサービスの提供につながります。そうした社会資源を包括的に把握しているのがケアマネジャーという職種です。医療や介護を必要とする利用者が適切なサービスを受けられるよう、ケアプランの作成やサービス事業者との連携・調整を行うのが主な役割です。

在宅医療を受けている高齢者は、通院困難なほどADL（日常生活動作）が低下しているなど、生活にもなんらかのサポートが必要な身体状態であることが多いため、介護サービスも導入されています。もちろん家庭によって状況に違いはあり、外部サービスを入れず同居家族だけで介護するケースもあり得ます。しかし、このようなケースはまれといえます。

よってケアマネジャーが作成するケアプランには、介護と医療両方のサービスが網羅されます。そして自治体の承認を経て、在宅医や訪問看護師、介護事業所などにケアマネジャーから依頼が入り、チームが組まれます。

つまり、ケアマネジャーは医療と介護両方とつながりをもち、サービス内容のプランニングをし、各方面への調整を行うという、多職種連携の要なのです。

患者の状況によりますが、終末期を自宅で過ごし看取りまでを想定しているのであれば、それに対応できるスタッフを集めなければなりません。例えば、夜間の緊急往診はしていない医療機関では十分な対応が難しいので、24時間対応できる医療機関を探す必要があります。また、事業所によって経験値に差があるのも実状です。そのためケアマネジャーは日頃から、在宅医や訪問看護ステーション、介護事業所等の情報を収集し、患者のニーズを満たせる事業所へ依頼ができるようにしておくことも、重要な仕事なのです。

なお、ケアマネジャーと医療機関が連携し、情報共有をするためにカンファレンスなどを実施すると、双方に連携加算が認められています。

社会資源については、医師にも患者やその家族から、「こういうことで困っているのだけど、何か使えるサービスはないか」といったように聞かれることがあります。分かっていれば医師でも答えられますが、あいまいな場合はケアマネジャーに報告し、そちらから対応してもらうなどの連携が生じてきます。

また、訪問看護師から報告を受けた場合も、それをケアマネジャーに伝えることで、ケアマネジャーは患者の状態に合わせたプランの作成や変更がしやすくなります。

患者の状態の変化は、訪問看護師から直接、ケアマネジャーに報告されることも多いです。しかし当然ながら医師も、知っておく必要があります。つまり、患者の状態の変化を迅速に把握し、適切な医療や介護を行うためには、医師と訪問看護師、ケアマネジャーとが常に同じ情報を共有することがとても大切なのです。

私のこれまでの経験では、ケアマネジャーのなかには医療との連携に苦手意識をもっていて、ケアプランを立てる際に訪問診療を入れることに必ずしも積極的ではない人もいるようです。ＡＤＬが相当落ちているにもかかわらずヘルパーが通院の付き添いをし、外来診療を続けているようなケースも散見され、訪問看護師が見かねてケアマネジャーに「訪問診療を入れるほうがいい」と提案したり、訪問看護師から医師に相談がきて、医師からケアマネジャーに申し出たりして、

[図10] ケアマネジャーと病院側との連携加算

介護保険（ケアマネジャー側の収入）	医療連携加算Ⅰ・Ⅱ（入院時）	病院等へ出向き（出向かない場合は100単位）、病院職員に利用者の心身の状況・生活環境等の情報を提供した場合	100単位もしくは200単位
	緊急時居宅カンファレンス加算	病院又は診療所の求めにより、これらの専門職と利用者の居宅を訪問し、カンファレンスを行って必要に応じサービス調整を行った場合に算定。	200単位
	退院・退院加算（退院時）	退院にあたって、病院で職員と面談し利用者に関しての情報を求めた場合	300単位
医療保険（病院側の収入）	介護支援連携指導料	退院後に介護サービスの利用が見込まれる患者についての情報を提供した場合に、入院中2回まで算定可能。	300単位

出典：独立行政法人 福祉医療機構

プラン変更に至ることもあります。

これについては背景に、医療側から、ケアマネジャーへの在宅医療に関する情報提供が不足していることがあると考えられます。在宅医療のことをもっと知ってもらう機会を設けるなど、こちらからも積極的に関わっていく必要があると感じています。

また、医師のなかには、自分の患者がどんな介護サービスを利用しているかを知らない人もいたりして、介護保険の仕組みを正しく理解していないゆえに診療時にヘルパーや訪問看護師と行き違いが生じる場合があるというような声を聞くこともあります。例えばケアマネジャーから医師に、ケアプランについて患者の身体状況を踏まえたアドバイスをもらおうとしても、「介護のことはよく分からない」と頼りない返答しかしなかったりすると、連携はうまくいきませんし、患者のためにもなりません。在宅医は率先して介護保険制度や介護サービスの内容を勉強することが、患者の療養生活を良いものにするには大事だと思っています。

ヘルパーとの連携は互いの業務理解がカギ

介護職であるヘルパーとの連携も重要です。訪問診療医や訪問看護師は、医療的な処置や管理を行うのに対し、ヘルパーは患者の生活を支えるための援助を行うというように、役割分担されています。

患者が必要とする医療ケアとして頻度の高い「喀痰《かくたん》吸引」「経管栄養（経鼻胃管・胃ろう）」については、看護師の指導のもと、ヘルパーでも実施可能と法律で定められているものの、看護師と同じようなつもりでヘルパーに患者ケアを依頼することはできません。例えば、夜間に看護師が常駐していない介護施設では、患者に何かトラブルや異変があったときにヘルパーが発見し、医師に連絡が入ることがあります。なかなか夜に眠れないといった患者の相談に対し、Ａという処方薬を出しているので、飲ませてあげてくださいなどと医師がヘルパーに指示を出してはいけません。なぜなら、ヘルパーは役割上、薬を飲ませることはできないからです。この場合の最適解は、あくまで飲むのは患者本人ということを伝えるために、ヘルパーに対しては処方薬を手渡しするよう指示することです。

細かいことと思われるかもしれませんが、施設にしろ自宅にしろ、訪問看護師と同様に最も患者に近いところにいるのがヘルパーです。何かあっても落ちついて対処し安心して仕事をしてもらえるよう、医師は気遣うべきだと考えます。そのためにも、病院や外来と違い、医師もヘルパーの役割や業務内容を知っておく必要がある、ということです。

実際には、訪問頻度の高い訪問看護師のほうが医師よりもヘルパーと患者宅で顔を合わせる機会が多いです。そのため、ヘルパーからの情報は訪問看護師を介して医師に入ります。必要な対応も医師が看護師と相談のうえ、医療でできることと介護でできることを分けて、後者をヘルパーに依頼するという流れが一般的です。居宅によっては連絡ノートが設置されており、そこにおのおののスタッフが気づいたことを書き込んでおくことで、共有化や必要事項の伝達に役立てることも、昔からよく行われている方法です。

開業当初はヘルパーへの配慮が行き届かず、あのときは申し訳なかったなあと思うことがあります。例えば夜間の介護施設から「患者が頭をぶつけてしまいました」とヘルパーから連絡が入っても、簡単に状況を聞き「そのくらいで電話しなくても大丈夫ですよ」と軽く受け流してしまうことがありました。その状態なら問題ないと医師として判断できたのでそう返事していたのですが、今思えばヘルパーの気持ちに寄り添ったものではなかったなとの反省があります。ヘルパーにしてみれば、目の前で頭をぶつけてうめいている患者がいて、頼れる人がほかにいない、となると本当に放っておいていいのか、と不安が募るはずです。当時の私はそこまで想像力が働かず、正しいと思うことを一方的に伝えてしまっていたのです。

このときは、患者は私の見立てどおり、大事に至らずすんだので事なきを得ましたが、考えや意見が治療モデルとして考える医療職と、生活モデルとして考える介護職では噛み合わないこともあり、場合によっては患者や家族が不利益をこうむる事態もあり得ます。そのため、私は連絡してほしい場合、しなくてもいい場合をルール化し、ヘルパーと共有化しています。

こうしたルールをつくることで、ヘルパー、医師とも業務効率が良くなりますし、何より患者の安全を守ることにつながります。

医師はリーダーシップを取っていくうえで、医師の理論で一方的に物事を進めない、また多職種連携をスムーズに行うということが基本的に取るべき姿勢であると思っています。

その他の職種や医療機関との連携

在宅医療には訪問診療のほかにも訪問リハビリや訪問歯科、管理栄養士による栄養指導などがあります。在宅医は必要に応じて訪問看護師経由、ないし直接電話やメールなどで患者の身体状態を把握するなどの情報共有に努めます。

最も利用が多い訪問リハビリを例に挙げると、訪問看護ステーションにリハビリ担当の組織があることも多く、その場合は訪問看護師と理学療法士や作業療法士等のリハビリ担当スタッフとで密に情報共有をし、在宅医にも報告が入ります。

ほかには、病院でリハビリ科があるところや、介護老人保健施設のリハビリ担当が訪問リハビリを行うこともあり、その場合は各施設と在宅医が直に連絡を取り合います。

もし診療時に、運動機能について気になる点があったり、逆にリハビリ時に病状や身体状況で気になる点があったりしたときに、スムーズに情報共有できるように私は日頃から連絡を取り合うよう心掛けています。

また、患者が怪我をしたり、急性疾患を起こしたり、あるいは定期的な検査で異常値が見つかり精密検査の必要が生じたりすれば、近隣の病院への入院措置や専門の診療科がある外来の受診手続きを取ります。また、血糖コントロールやリハビリなどで教育入院措置が行われることもよくあります。

例えば脳梗塞や心筋梗塞等の血管イベントは一刻を争いますので、家族や訪問看護師から電話連絡を受けてすぐ搬送指示を出し、紹介状を用意します。

在宅療養している高齢者に特に多いのは、尿路感染症と誤嚥性肺炎です。在宅診療でも、酸素吸入や抗生剤で対処できる場合はありますが、重症化したケースでは入院治療が勧められます。

私は自分のクリニックがある同じ地域の、他医療機関との連携を重視しています。高齢者は健康状態が不安定で急変も起こりがちなので、状況に応じ手厚く対応できる専門性をもった医療機関と連携していることは、患者に最も適切な医療サービスを提供するためにも必要だと考えるからです。

もちろん、他院を紹介するかどうかの判断は在宅医が行いますので、その決断力と周辺の医療機関と協力体制をつくっていく過程で、コミュニケーション力や交渉力が必要とされます。

連携がうまくいけば、その地域全体の医療サービスの質が向上します。そのために、率先して動くべきなのが在宅医なのです。

クラウドを利用した連携の工夫

クリニックの開業当初、外部との連絡ツールは電話とファックス、メールといったごく標準的なものでした。一般の外来クリニックならば、問題なく業務を遂行できると思いますし、私自身最初の頃は、できるだけスタッフとは直接話したいとの思いもあり、基本的に電話でやり取りするようにしていました。

しかし、数カ月も経たないうちに、その方法が必ずしもベストではないことを思い知らされました。連携するスタッフや組織が多いうえに、おのおのが患者宅を訪問する日も時間帯もばらばらということもあり、私が診療中で電話に出られないとタイムラグが生じたり、言った言わないとの行き違いが起こったりで互いの業務に支障をきたすようになってしまったのです。

メールにしても、この情報はほかのスタッフにも知ってほしいといった内容が共有化しにくいこともあり、いまひとつ非効率でした。相談のメールをうっかり見落としてしまえば、その間業務が止まってしまう恐れもあります。

そこで今は、インターネット上にグループをつくり、そのなかで自由に情報をやり取りできる、いわゆるクラウドサービスを利用しています。民間企業が提供している医療・介護従事者向けの大手サービスに、私のクリニックも開業数カ月後から登録し、活用しています。

仕組みを簡単に説明すると、一人の患者につき一つ専用ページが割り当てられ、そこに、その患者に関わる医療・介護従事者が日付ごとにその日あった出来事や気になったこと、他職種に相談したいことなどを書き込む、といったものです。

ブログをイメージしてもらうと分かりやすいと思います。患者の専用ページを開くと日付順に、訪問看護師、ヘルパー、薬局、ケアマネジャー、医師等の各スタッフが書き込んだ情報を閲覧できるというわけです。ファイルも添付できるので、例えばヘルパーが皮膚症状を見つけ、スマホ等で撮影し、アップロードして医師に報告するといったことも可能です。もちろん患者の個人情報は保護され、グループ内でしか見られないようになっています。

これにより、飛躍的に情報伝達や共有が早くなり、漏れや認識の相違も激減しました。また、グループ内の誰もが見たり書いたりできることから、チームの連帯感が高まったような気もします。職種の違いにこだわらずフラットな関係性をつくるのにも、クラウドの利用は役に立っていると私は感じています。

私は現在施設入居者も含め月に３５０人ほどの患者を担当しており全員の情報をクラウドで管理するのは困難です。そのため、病状の変化が大きく、処方やケア内容を頻繁に変えていく必要がある患者についてのみ、利用しています。今のところ１割程度、約30人を対象にしています。

例えばがんの末期の患者で、鎮痛薬の細かい調整が必要な場合などは、訪問看護師が容体や残薬をチェックして、あまり効いていないようだとか、この薬が不足している、とクラウドに書き込めば、医師は自分の訪問診療日以外の日でも、すぐそれを確認して薬局に連絡するなどの対応ができます。

クラウドですから外出先でもモバイルで確認できます。医療用ガーゼなど患者宅においてある物品が不足し、すぐに補充が必要な場合も、出先から手配できるので便利です。

こうしたクラウドサービスですが、弱点もあります。それは、すべての事業所でクラウドを導入していないと、未導入の拠点とは従来どおりの電話やメールのやり取りになってしまうことです。

ただ、それを差し引いてもクラウドの利用価値は高いので、これからもっと普及していくことを願います。

地域の健康増進への取り組みも

在宅医は患者の生活の場をよく知っているという意味で、医師のなかでも最も地域住民に近い立場であると自負しています。その強みを活かして、まだ実行には移せていませんが、将来的には地域住民全体を対象に、日々の暮らしのなかで健康を維持・増進するために必要な知識やノウハウなどを提供できないかと考えています。

在宅医のもう一つの大きな強みである、連携先が多いことも利用して、例えば看護師や理学療法士、栄養士、薬剤師などに協力してもらい、それぞれの専門分野の話を地域住民に対して行ってもらうことができます。また、在宅医療を利用していない人向けに、そもそも在宅医療とは何かといった話題や、介護保険制度などに関するテーマを取り上げれば、在宅医療の知名度アップに役立つと考えています。

　こうした取り組みは地域医療の質を引き上げるだけでなく、住民の健康リテラシーを高めることで、地域全体が健やかに活性化していきます。その推進役に、地域医療を支える在宅医は適任なのではないかと考えています。

　チーム医療のリーダーから、地域医療そして地域保健のリーダーへ、在宅医の活躍の場は今後大いに開拓していくことができる分野だといえるのです。

第五章

最新の医学的知見とテクノロジーを駆使し、日々成長し続ける在宅医は幅広い知識や経験を備えたジェネラリスト

医療者に必要な視点を多角的、実践的に学べる

医学は人を治し癒やすための人間を対象とした学問です。生物学や化学といったサイエンスが基礎にあることはいうまでもありませんが、人の心を知らずして人を治し癒やすことはできません。

医師として社会に貢献していくには、社会の一員であるという認識をもって、患者をはじめ周囲と円滑な関係を築いていこうとすることがまずは大切です。

そして患者との良好な人間関係を築くには、人生観や成育歴、習慣や好みなど、その人の人となりをつくり上げている非科学的な要素も理解したうえで、接し方を考えていかなければなりません。学問でいえば、医学だけでなく心理学や行動学などの人文科学および、社会保障制度や医療法といった社会科学の視点も、医療者には不可欠といえます。

このことは在宅医も含めすべての医師に当てはまりますが、患者や家族との距離が近い在宅医は特に心しておくべきだと私は考えます。実際、座学で学ぶのではなく、日々の診療を通して実践的に身につけられる機会はほかの立場の医師よ

りも多く、それも在宅医の醍醐味だといえます。

そして学んだことや身につけたことは、在宅医として医師人生をまっとうするにしても、キャリアチェンジがあったとしても、一生の財産になるはずです。

医療の質を高める「寄り添うコミュニケーション」が身につく

コミュニケーション力は多職種連携をスムーズに行うために重要であるだけでなく、もちろん患者や家族との良好な人間関係を築くためにも高いレベルが求められます。たとえ腕は確かでも、患者の話が聞けなかったり、患者が理解・納得できるような話ができなかったりする医師に最期を看取ってもらいたいとは誰も思いません。

在宅医は特に、患者や家族と繰り返し会うことや、終末期を担当することが多いことから、いかに早期のうちに関係性を築き、信頼を得られるかがその後の診療の質を左右するといっても過言ではありません。診療の質というのは単に医師の技術という意味ではなく、患者の予後や診療への満足度、またいかに快適に過ごせるかといったことも含まれます。

在宅医は患者の生活の場に出向き診療を行うため、もしその場で気まずい思いをしたり、させたりしたら、患者にとっては自分の生活の場が気まずい、いづらいものになってしまうのも同然です。そうなると医師が帰ったあとも、いい気分で過ごすことができなくなります。そんなことが繰り返されれば、在宅で医療を受けることがストレスとなり、健康状態が悪くなることも考えられます。それでは療養生活にとってプラスにはなりません。しかし、そうした気まずい状況も会話を用いて改善に導いていき、関係性をより良くしていくのにもコミュニケーション力が不可欠です。患者や家族の状況に寄り添いながら、臨機応変に接していくことが医師には求められます。

もちろん時には、医師と患者や家族間で考え方に違いが生じるなどで、緊張感が高まることもあります。また、意見の相違などがなくとも、患者の体調が悪ければ医療者にきつくあたることもありますし、患者は安定していても家族が疲れていたりすればやはり和やかな雰囲気にはなりにくくなります。

外来の場合、あの先生はいやだとなれば患者のほうから来なくなってしまいますが、在宅診療では、継続して顔を合わせることになるため、医師は質の高い医療を提供するためにも、患者や家族からの信頼を得る努力をすべきなのです。

共通の話題で目線をそろえる「日常会話力」

在宅医療の患者や家族は外出の機会がほかの家庭に比べ少なく、行動範囲も狭くなります。一方、今は情報社会ともいわれる時代であり、テレビや雑誌、インターネットで手軽にさまざまな情報を得ることが可能です。今、世間では何が起こっているか、何が話題になっているか、在宅医療の患者や家族は情報を得ることに貪欲な一面があると私は思っていますし、自ら行動して楽しいことを経験しにくい状況にある分、娯楽をメディアに求める傾向が強いようにも思っています。

一方、医療者はといえば、臨床医となると多くは平日の朝から晩まで診療に追われ、世間の動向に関心を向ける余裕のない人がほとんどです。

外来クリニックの場合なら、限られた診察時間で、雑談をする余裕はほとんどないといえるため、それが診療に影響することはあまりありません。しかし、在宅診療では違います。診療に掛ける時間も外来よりは長いですし、生活の場に出向いて行う診療では、診療上必要な会話と日常会話の境界が非常にあいまいなので、世間の動向や患者本人の関心事などについて話をすることも多いのです。

日常会話をしながら体温や血圧を測ったり、体調を確認したり、というのが在宅診療の日常です。患者や家族もよく話し掛けてきます。「今、若い人の間では何が流行っているの?」と聞かれることもあり、トレンドに疎い私は答えに窮することもしばしばです。多くの患者は情報源が新聞中心の年代なので、仕事前にスマホで新聞の朝刊にざっと目を通し、今日の主なニュースの概要を把握しておくようにはしています。

寝たきりだったり、行動範囲が家の中だけだったりすると、自ずと趣味もインドア系が中心になります。特に多いのは読書で「この本、面白かったからお読みなさい」と貸してくださる方もいます。

日常会話をするのに、専門性の高い知識が必要となる場面はめったにありません。意外と、大学での学業以外の活動、例えばサークルやボランティア、アルバイトの経験などが、患者との会話に活かせたりします。たわいない会話でも、患者や家族の人となりを知るのには十分ですし、そのなかで理解や共感を寄せることが、信頼関係を築き持続性のある人間関係をつくるのに大いに役立つのです。

関係がうまくつくれれば、患者や家族が困っていることやこちらへの要望もスムーズに言ってもらいやすくなりますし、そうすれば医療の質向上に活かせます。

そして医療者も、患者や家族の関心事などに耳を傾けることで、同じ生活者としての目を養うことができ、生活の場で良い医療を受けるとはどういうことかを、相手の立場に立って考えられるようになるのです。

余談ですが、日本が全勝優勝を果たして大きな話題となった２０２３年春のＷＢＣ（ワールド・ベースボール・クラシック）の期間中の在宅診療は、個人宅といい施設といい、どこもかしこも試合中継のテレビにくぎ付けで、ここまでＷＢＣ一色になるとはとびっくりするほどでした。「最近は、刺激がないから、こういうのが楽しみなんだよ」とうれしそうに話す人もいました。

やはり強いもの、ヒーローの存在は、人々を熱狂させ一つにするものだなあと感心しました。

視点を外へ向けさせる

私の専門はもともと精神科だったこともあり、これまでに多くの精神疾患の症例を診ていますが、共通点として「あまり自身の症状に関心が向き過ぎると経過が良くない」ということがいえます。アップダウンしやすい自分の精神状態に振り回され、一喜一憂すること自体が病状を悪化させるほうへ作用しやすいということです。それは疾患というほどでもない、メンタル不調の場合も同じです。

しかし残念なことに、高齢の患者は、このまま悪くなる一方なのではといったような、自身の健康状態への不安が強いために抑鬱状態になりやすい傾向が見られます。昔はできていたことが、体や気力の衰えのためにできなくなった、との喪失感もあいまって、どんどんネガティブ思考が強まってしまうのです。そうなると、体に痛いところがあれば余計に痛むようになるし、食欲が落ちたり眠れなくなったりなど、体調が悪くなります。もちろんもともとの疾患も影響していますが、「病は気から」といわれるように、精神状態も大いに症状の強さを左右するのです。

このような場合、私は薬物療法などよりも、心理療法的なアプローチが有効と考えています。具体的には「外へ目を向けさせる」ことで、自分の病状や体調、気分が気になって仕方がない状態でも、外の出来事などに関心を移すと気になりにくくなります。これはカウンセリング等で、その人がもつ強いこだわりや考え方のクセを調整し、楽な心もちでいられるようにする目的にも、よく用いられる手法です。

精神科病院では、急性期を過ぎて少し状態が安定した患者と医師とが、敷地内を一緒に散歩をしながら話をする診療スタイルを取ることがよくあります。患者が興味をもっている話に寄り添う一方、症状の話にはあまり深く入り込まないようにして、会話をしながら歩くのです。散歩などの軽い運動にはリラックス効果があります。精神疾患の患者で薬物療法だけではうまくいかないケースも、体を動かしながら気楽な雰囲気で話をすると気分転換になり、症状の改善へプラスに働くことがよくあるのです。

これについては、心理学の勉強をしている人のほうが、具体的な方法をイメージしやすいかもしれませんが、勉強していなければできないということではありませんし、ましてや在宅医が心理療法をマスターしなければならない、と言っているのではありません。ただ私の感触として、在宅診療では入院や外来治療に比べると、非薬物的なアプローチが奏功しやすいように思うので、在宅医療に興味があるならこの分野も少しひもといておくといいかもしれないということが言いたいのです。

精神疾患では、状況により患者本人だけでなく家族にもカウンセリング等の働き掛けが必要な場合があります。家族間、特に親子間は心理的な距離が近く、親が子にあれこれと口を出し過ぎたり、あるいは世話を焼き過ぎたりするがために、子である患者の病状を不安定にしたり悪化させたりしてしまうことが、しばしばあるからです。

私は在宅医になってから、こうした精神科病院でよく問題とされる光景が、在宅でも日常的に起こっているところが多いことに気づきました。

同居家族から見れば、夫だったり親だったりする患者は、かつては一家の大黒柱として存在感を示しており、頼りになる存在だったはずです。それが今は小さくなり、日常生活もおぼつかない、そんな現実をなかなか受け入れられない家族も見られます。介護の疲れもあり、「どうしてそんなこともできないの」などとつい、声を荒《あら》らげてしまったりして、患者を萎縮させてしまい、それがために意思の疎通がうまくいかなくなると、お互いにとってよくありません。

かと思えば、家族がよかれと思って患者からひとときも離れず、ささいな変化に振り回されるような家庭も見られます。何でも世話を焼こうとし、医師にも、苦しそうなんだけどもうちょっとなんとかなりませんかなどと、頻繁に要望を出してくるタイプです。

気になるときには、家族だけ別室に来ていただき、もう少し距離を取ってみませんかと話をすることもあります。日々介護を続けていると、不安や焦り、いらだちや失望などの、ネガティブな感情が募るのは分かりますが、それを患者に向けてしまうと、患者が言いたいことも言えなくなってしまいますよ、といったことや、１日にほんの少しの時間でもいいので、介護や患者の病状のこと以外に関心を向けたり夢中になったりするものを見つけると、気分転換になりますよ、といった内容です。なかなかすぐには変わらないものですが、それでも一日中、介護のことで頭がいっぱいになることは、自分のためにも患者のためにも良くないようだ、というのは感覚的に分かってもらえるようです。

家族の患者への関わり方は、あまり張り切り過ぎて過剰になっても、逆にやる気をなくしてもいい経過にはなりません。医師は訪問時に家族の様子を観察し、必要に応じて外へ目を向けさせるなどの介入をしていくことがベターではないかと私は考えます。

相手のペースに合わせたコミュニケーションを取る

私が訪問診療で特に培ったコミュニケーション力は「傾聴」です。傾聴とは耳や目、心を傾け否定せずに聴く会話の技術を指し、カウンセリングの基本的なスキルとして知られています。

高齢者は健常であっても、認知機能の低下や発語のしにくさを背景に、相手の言うことを理解し、それに反応して言葉を発するまでに時間が掛かるものです。こちらが何か言ったことに対し、一見、反応がないようでも実は反応が遅いだけで、本人はちゃんと相手の言っていることが分かっていることが多いのです。

会話のスピードが遅いと、次の訪問先へ向かう時間が気になったりして、つい一方的に話してしまったり、立て続けに質問してしまいたくなったりするものですが、本人は言いたいことが言えないばかりか、焦りや混乱のもとになり、医師と話すことが怖くなってしまうこともあります。それが療養上マイナスであることはいうまでもありません。

相手のペースに合わせたコミュニケーションが在宅診療では大事であり、傾聴はそれを助けるスキルといえます。

なお、患者も家族も、家は文字どおり自分のホームグラウンドであるため、外来よりもリラックスして話をしたがるものです。在宅医療のメリットに、医師とゆっくり話ができることを挙げる人も少なくありません。それなのに時間が気になり診察もそこそこにしてすぐに帰ってしまうのでは外来と変わらないではないか、と不満が残ります。

在宅医側にも時間の都合があり、話したそうにしていてもやんわりと打ち切らざるを得ないことはありますが、在宅医には話を聞いてもらいたいという患者や家族のニーズがあることは確かなので、できるだけ応えられるようにすることが大事だと考えています。

上手なクロージングで次回へつなげる

とはいえ、在宅医は1日に決められたスケジュールで複数の居宅を訪問しますので、そう長居ができるわけでもありません。1カ所につきだいたい10～30分程度の訪問時間のなかで、どうしても話が終わらないことも時にはあります。

そのため、患者や家族から相談や要望があっても、その場ですべてを聞きすべてに答えることは不可能である、という前提に立ったコミュニケーションをしています。具体的に言うと、相手に不満をもたせないよう、うまくきりあげることや、次につなげることです。例えば「じゃ、続きは次来たときに聞きますね、またお話ししてくださいね」といった言い回しをすると、むげに遮るような感じになりにくく、相手にも納得してもらいやすいと感じています。

さりげないことかもしれませんが、ビジネス用語ではクロージングと呼ばれ、よく営業職において、商談を成立させる最終段階を意味する言葉として用いられます。在宅診療においてもクロージングは患者や家族に満足感があり、医師も診療目的が達せられた状態で終わらせるための大事なスキルの一つといっていいのではないかと思います。医療の場以外でも人間関係を円滑にする会話術として、人生を通して役に立つと考えます。

世渡りの強い武器「柔軟性」が身につく

在宅医療は他職種の方と関わる機会も非常に多く、在宅医療に関わるスタッフは、患者ごとにその顔触れが変わります。私は現在、施設入所者も含め月に３５０人ほどの患者を診ていますので、３５０のチームでそれぞれの患者を支えていることになります。実際には、クリニックと訪問看護ステーション、訪問薬局は互いに仕事をしやすいところと組むことが多く、同じ顔触れになることもしばしばありますが、それでもメンバーがいつも固定されることはありませんし、ヘルパーさんやケアマネジャー、リハビリスタッフまで含めると毎回、メンバー構成はばらばらです。

立場が異なると考え方も違い、たとえ業務内容は同じでも、手順などの細かい点ではその人なりの方法があります。

そうした違いを分かっていないと、想定外のことが起こります。例えば、以前一緒に仕事をした訪問看護ステーションでは、こまめに訪問時の様子を報告してくれたのに、別の訪問看護ステーションではそうでもないということが発生したり、同じステーション内でも看護師によって手順が違ったりしてとまどってしまうということなどです。

そもそも自分の想定どおりに周囲が動いてくれるなんてことは期待するほうがおかしいですし、座組みが変わればなおさらです。

開業当初はこうした、人による方法の違いに困惑し、思わず「前はこうだったんですけど」と非難めいたことを言ってしまう場合があったのですが、今は、方法が個人によって違うのは当たり前であるという前提に立ち、自分はどうすればよいか考えられるようになりました。その方法ではチーム全体の業務の効率が悪かったり、ミスが起こりやすい恐れがあったりする場合には、やんわりと、ほかではこうしていましたというような言葉を添えて改善を提案することはありますが、単に自分がやり慣れているからといった理由だけで、こだわりを押し付けないように気をつけています。

自分自身の仕事に関しても同様に、ほかのところでは問題なかった方法が、ここでは通用しないといったことはよくあります。例えば介護施設へ診療にうかがうと、以前診てもらった先生はそういう処方をしなかった、などと施設付きの看護師から言われることがあります。薬の種類が変わると管理がしにくいと、遠回しに私の方法に口を出されることもあります。そのときに、自分の方法はこうだからと押し通すよりも、別の方法もあるのか、と耳を傾け、患者にとって適切な方法を客観的に考えられるほうが、医療の質を高める余地があると思います。

在宅医として3年ほどやってきて、私は他職種の考え方や方法を尊重しながら、患者や家族にとって最も良い医療が提供できる方法を皆で考え、実践していく柔軟性が大事だと思っていますが、これは在宅医療の場だけでなく、社会生活全般において、その場の状況に合わせて最適解を出していくのに必要なスキルであるとも考えます。

個別性が高いからこそ、患者ファーストの医療ができる

患者が在宅医療に求めているのは、家で快適に過ごせる心身状態にしてくれることと、それを長く保てること、そして旅立ちのときには家族とともに後悔がなく安らかに迎えることです。在宅医療における医療の質とは、これらを叶えることだと私は考えていますが、実際にはそれを叶えるためのマニュアルなど存在しません。なぜなら生活環境や価値観、人生経験、家族背景、どれをとっても一人ひとり異なるからです。

私も在宅診療を始めた頃は訪問するだけで緊張し、計画書に沿って決まった診療をこなすだけで精いっぱいでした。しかし、訪問を重ねて患者・家族の様子が分かってくれば必ず決まったことだけをやるのでは不十分であることに気づきま

すし、もっとこうすれば患者は快適になるといったような、個人に合わせた診療上の工夫を考えるようになるものです。回数を重ね、患者や家族とのコミュニケーションを取っていくなかで、疾患や障害についてはもちろんですが、生活や考え方も一人ひとり違うということを肌で学びました。

個別性を踏まえて、一つひとつのケースに対していかに最善を尽くせるかが、患者や家族の希望に応え満足度を高めるポイントです。それには個別のプランを立てることが大切で、在宅医療においては患者の数だけマニュアルがあるといえます。

個別のプランを立てるには、何よりも現実、すなわち患者の生活の様子をよく観察しなければなりません。そうすることで外来や入院医療ではまったく見えてこなかった患者の様子が浮かび上がってきます。薬一つとっても、用量用法が守られていないことはざらにあります。

外来では、患者の自己申告に頼るしかないので、今の状態が薬を飲んでいてこうなっているのか、飲んでいないのでこうなっているのか、適正な評価ができていない可能性もありますが、在宅診療なら、薬が飲めていないと一目で分かります。

生活の場を見渡し、あるいは患者や家族に尋ねて、規則正しい服薬の妨げになっていることを探ります。例えば独居の患者で、訪問看護師が昼間に週3回、近くに住む家族が週1回訪ねてくるケースと、同居家族がいるが仕事をもっているため、昼間は患者が一人きりのケースでは事情が違ってきます。前者なら訪問看護師が来る日に注射で投与できる薬があればそのほうが確実ですし、後者なら1日2回、朝と夜だけ飲めばいい薬のほうが、1日3回の薬よりも飲み忘れを減らすことができます。こうして患者ごとに、想像力もフル稼働させて、どんな処方がベストなのかを考えるのです。

決められたとおりに飲んでくださいと言ってすませるよりも、ずっと手間が掛かりますし知恵を絞らなければなりません。しかし、現実が見える分、自分のもっている知見をフル活用して工夫できることにやりがいがありますし、それがうまくいけば確実に、患者への医療の質が向上します。

昨今、医療の進歩により、薬をはじめとした治療法も選択肢が増えてきています。しかし医療の場でそれらを一人ひとりの患者に応じて使い分けられるかはまた別の話で、現実が見えていないと患者に合った治療法を選ぶのはなかなか難しいものです。宝の持ち腐れというと言い過ぎですが、医師としては〝持ち駒〟がたくさんあるのに、うまく使いこなせていないという問題も外来では起こりがちなのです。

その点、在宅医療では現実を踏まえたうえで、最も効果的であろう治療法を選択でき、かつその結果も自分の目で確かめられるので、やりがいがありスキルアップにもつながります。

知識はもっているだけでは人の役に立ちません。実臨床に活かしてこそ、医師の腕が上がるというものです。

在宅医療は「楽しく生きること」のプライオリティが高い

私の担当患者のなかに、とある糖尿病の高齢女性がいます。その方はどう見ても治療がうまくいっていない状態で10年、20年と引きずってしまい、通院もままならなくなったために、在宅医療へシフトしました。20年以上前に両足をひざ下で切断したあとも血糖コントロールが不良で、本来なら入院治療が必要な状態ですが、本人はいやだといって聞きません。とはいえ介護する旦那さんも廃用症候群により歩くことができない状態で、高齢でもあるため相当な負担が掛かっています。

そんな状態を見かねて一度、私は介護老人保健施設に入って生活を立て直すことを提案したことがあります。施設でしばらくインスリン注射や血糖値の管理をしてもらえばその女性の体調も一時的とはいえ良くなりますし、その間、旦那さんも休むことができます。私の提案を聞いた直後は二人とも前向きな返事をしてくれました。

ところが、翌日になると手のひらを返されてしまったのです。その方がどうしても行きたくないと言い出したようで、旦那さんも仕方がないなという様子でした。

医療者は病気の治療を最優先に考えるものですが、生活者は必ずしもそうではありません。病気が治らなくても、楽しく暮らせればいいという価値観で日々過ごしている人はたくさんいます。この二人も一緒に楽しく暮らすことが最優先だったのです。

そんな様子を見ていると、医師としてはジレンマを抱えつつも、患者や家族が生活を楽しむ権利を治療の名目で一方的に奪う権利はないと考えてしまいます。医学的に見れば、まずい状態であることは明らかでも、在宅医療や介護サービスを受けながら、自宅で苦痛も不便もなく生活できている高齢者はたくさんいるのです。彼らにとっては、今の生活を継続できるレベルで、できるだけ快適でいられるのが何より大事だということは、私のこれまでの３年間で得た最も大きな学びであったといっても過言ではありません。

それなら、患者たちが望む生活を維持できるよう、できる限りのことをして支え続けることこそが在宅医の役割だと考えるに至ったのです。実際にＷＨＯも健康の定義として、単に疾病や病弱が存在しないことではなく、肉体的、精神的、そして社会的に良好な状態と憲章の前文でうたっています。

在宅医療はエビデンスありきの医療ではなく、生活を営んでいけることに重きをおいて折り合いをつける医療なのです。その、折り合いをつける〝匙加減〟が在宅医の腕の見せ所です。

誤嚥性肺炎などで急遽搬送した先の病院から、全身状態が悪いと怒られることも実はあります。病院や外来の先生が診れば問答無用で即刻入院措置を取るような病状でも、在宅医療では患者や家族の家で過ごしたいという希望を尊重し、ぎりぎりまで在宅で手を尽くしたために起きてしまうことです。

病院や外来の先生のなかには、在宅医はすべきことをしていないかのように見える人もいると思います。しかし、在宅医療では、患者の生活の場に入り、生活を見て、暮らしやすくなるための処置をするという、入院や外来医療ではできないことをしているのも事実なのです。

意外と浸透しているテクノロジー

在宅医療＝アナログと思われがちですが、国が２０１０年代から推進する医療ＩＣＴ（情報通信技術）施策を受け、在宅医療にもＩＣＴが積極的に活用されるようになってきています。

むしろ、世間のイメージとは裏腹に、在宅医療や介護とテクノロジーは相性が良いと私は思っています。開業時の３年前と比べても、ＩＣＴ化によって一つひとつの業務が楽にでき、漏れやミスの心配も少なくてすむようになったなあと実感しています。

なんといってもモバイルの普及により、訪問先での調べものや確認事項が診療所に戻らずとも手元でできるようになったのは大きいです。常に移動していますから、スマホやタブレットの活用頻度はおそらく、外来医療よりも高いのではないかと思います。

また、電子カルテやクラウドシステムも、訪問先や移動中に利用できるのでとても便利です。聞くところによると、電子カルテは全国の医療機関のまだ半分程度の導入にとどまっているそうですが、少なくとも在宅医は、電子カルテが使えないと実務は厳しいのではないかと私は考えます。

さらに、ポータブルタイプの検査機器も小型化が進み、近年はエコーも持ち運びできるタイプが登場しています。ＩＣＴ化への抵抗感が少ない若い世代の医療者や介護者にとっては、今後ますます便利で面白くなってくるのではないかと思います。

導入のうえでの課題は患者や家族側にあると考えています。年代的にＩＣＴとの親和性が薄く、療養に役立ちそうな機器があっても使いこなすことができず家庭に定着しにくいということです。例えば血糖値の自己測定機器は数年前から広まり始め、一部保険適用もされていますが、在宅医療の患者には操作や管理が難しい実状があります。

もっとも、医療機器ではありませんが、音声で操作できるスマートスピーカーを入れているお宅は結構あります。話し相手になりますし、見守り機能や脳トレになりそうなゲーム機能がついているタイプも評判がいいようです。在宅医療ならではのイノベーションの発想が、実用化に至り社会に活きる可能性もあるかもしれません。

在宅医は汎用性が高い

在宅医療では、診療科の枠を超えた医療を行います。もちろん自分が医大で深く学んできた専門性も活かす機会はありますが、実際の診療の場で出合うのはほとんどが専門外の症例といっても過言ではありません。

全身に気を配る必要があるため、教科書に出てくるような典型的な臨床像だけを気にしていると思わぬ見落としがあることもあります。例えば、呼吸器疾患が悪化し寝たきりの患者を診察するときに、呼吸器にばかり着目していると、下肢の循環不良による冷えやむくみに気づかないといったことも起こり得るのです。実際に医学生時代にも、勤務医時代にも習ってこなかった現象を目の当たりにし、内心焦ることもしばしばあります。

医学生時代に選んだ専門性が、在宅医になると極めていくことができなくなってしまうのは、もったいないことだと考える人もいると思います。しかし、私は自分の勤務医時代の反省も踏まえ、むしろ専門に特化していくことで診療もパターン化されてしまい、決まった方法から抜け出せなくなる恐れがあると考えています。

ほかの診療科のことも学び、医師としての知見やスキルの幅が広がるメリットのほうが、長い人生を医師として社会貢献していくには大きいと私は思います。いろいろな分野を横断的に俯瞰できる分、患者への治療アプローチも多方面から可能になりますし、患者の訴えを理解したり、患者の体の様子に気を配ったりしやすいのです。

思い返せば、勤務医時代は病院医療しか知らなかったため、私はそれが医療のすべてであると考えていました。もちろん病院医療は日本の医療体制のなかで重要な位置を占めていますが、かといって病院医療だけが医療であるという理解のままでいたら、医師としての深みを増すことには限界があったと今になって思います。

在宅医療に携わるようになり、在宅医療や介護によって生活が支えられている患者の存在を知り、病院や外来医療では得られないであろう多くの気づきや経験を通して、人間としても一回り成長できたと考えています。医療者のなかでも最も患者に近い立ち位置で、ダイレクトに患者の様子、反応が伝わってくる在宅医としての経験は、医師として長く働くうえで必ずプラスになると私は断言できます。

第六章

高齢者医療のさらなる充実を目指して
日本を支える在宅医療の未来予想図

若手こそ在宅医療を担ってほしい

　在宅医療に興味が芽生えたら、若い医師にこそまずは挑戦してほしいと考えています。医師に限らず在宅医療に関わる全員にいえることですが、患者や家族への対応だけでなく、病院や外来より多くの職種との連携が在宅医療では非常に重要であるため、環境への適応や臨機応変な対応が求められます。そうした点で私は、真新しいスポンジのように多くのことを吸収でき、柔軟性もある若い世代こそが抵抗なく入っていきやすいと思うのです。年代だけで決めつけるつもりはないですが、一般論としてベテランになるほどそれまでの環境をがらりと変え、新たなキャリアをスタートさせるのは、体力的にも精神的にも厳しくなると思います。

　できれば医学生時から我こそはと在宅医療を目指す学生がどんどんあらわれてほしいですし、そのためにも日本の医大において在宅医療を学べる場をもっと充実させてほしいというのが私の願いです。

　在宅医療を行うには総合診療の視点が必須ですが、その総合診療については、国も重要性を認めており、２０１７年からは専門医制度に組み入れられるなど、総合診療医を増やす施策も講じられています。この流れに乗って在宅医療も、将来的にはすべての医大で教育カリキュラムが組まれれば、人材の創出につながると考えています。

できるだけ多くの医大で、座学だけではなく実習時から、希望者は在宅医のもとで研修を受けられるようになれば、現場感覚を身につけるのに役立ちますし、この仕事がいかに地域医療にとって重要かを肌身で感じることができるはずです。

では若ければ若いほどいいかといえば、開業となると、例えば研修医を終えたばかりの医師の卵と呼ばれる人がチャレンジするには時期尚早の感があります。自分のことを振り返っても、幅広くさまざまな診療科の知見を身につけると同時進行で、経営的な視点も養っていくのはなかなか骨の折れることでした。

私の場合、医学部卒業後、研修医として総合病院に約3年勤務し、医師としての仕事の基礎を学びつつ勤務医と並行して在宅診療クリニックで2年ほど非常勤として修業を積みました。在宅医療のなんたるか、患者との距離が近いとはどういうことかを現場を通してたたきこんだのち30代前半で独立したのです。今、４年目に入りましたが、自分としてはベストのタイミングで開業できたと思っています。
もちろんこれがベストなキャリアパスと言うつもりはありませんが、非常勤であれ常勤であれ、まずは在宅医として実際に働いてみるのは向き不向きを見極める点で良い経験になります。もし、自分には合わないと思ったらその時点で方向転換をすればいいのです。

一人の患者に対し、医療だけでなく介護の質にも目配りが必要な在宅医は、どんどん実践を積み体得していくのがスキルアップの良策と私は考えます。現場でもまれてがむしゃらにやるほど、もっと勉強したいという気持ちが湧き、実際に多くのことを身につけられるのは、若い世代にとっては大きな魅力です。さまざまな症状や訴えのある患者や家族と向き合っていると、今の自分の知識やスキルではまだ足りない、もっと勉強したい、といった意欲がいやがおうにも高まってくるものです。

まずは思い切って在宅医療の世界に飛び込んでみてほしいのです。在宅医療を経験することで医師として大きく成長できますし、もし、在宅医療以外の道へキャリアチェンジすることになっても、在宅医療の経験は、その先の医師人生においても必ずプラスになるはずです。

なお、在宅診療を行っている医療機関と一口にいっても、規模や診療体制などはまちまちです。開業前にどこで修業すれば、開業するに十分な知見やスキルを習得できるかを判断するには、医師が在宅医療の勉強会に積極参加しているとか、自分で勉強会を開いているなど、よく勉強している医療機関であるというのが一つの基準になります。

独り立ちしてからも勉強の場は必要

座学だけでは学べない、教科書どおりにはいかないことが多いのが在宅医療です。しかし一方で、経験重視のあまりセオリーから外れた判断をしないよう注意する必要はあります。個別対応の名のもと、行った処置がもし医学的な根拠に乏しいとしたら問題です。私もできる限り論文などで調べられるものは確認していますが、在宅医療を行うにあたっては経験だけに流されず、継続して勉強しなければなりません。むしろ理論の勉強は、在宅医にこそ必要性を強く感じています。

また、日々の経験を通してスキルを高め知識を得られることは魅力ですが、どんなに多くの患者を担当していても個人の経験値には限界があります。もっと在宅医同士が交流できる場を設け、個々人の得意分野や、成果を上げている独自の方法などをシェアしたり意見交換の場をもてたりすれば、自分がこれまで経験したことがない事例へも心構えができますし、すでに経験のある事例であっても、ほかの医師の対応を知ることで視野が広がり、より個別対応しやすくなるはずです。

在宅に関わる医療・介護の交流会や、切磋琢磨し合う機会ももっと増えればいいなと思います。それは地域包括ケアシステムを成熟したものにしていく推進力になると考えるからです。

在宅医療でまかなえる範囲をもっと広げてもいい

医療法の改正により、居宅が医療提供の場として位置づけられたのは１９９２年です。以降約30年にわたり、診療報酬をはじめ在宅医療に関わる各種制度の整備が進められてきました。しかし、現場にいる者として、まだまだ多くの課題があると感じています。

今の在宅医療の業務範囲にも、決して私は満足しているわけではありません。

もう少し在宅でできることが増えれば、その分外来、特に救急医療の負担を減らすことが可能だと考えています。

例えば点滴について、現状では刺入や速度調整、抜去などの一連の手技は医師もしくは指示を受けた看護師しか行えません。したがって訪問看護師が主治医の指示書に基づき担当することになりますが、高齢者はちょっとしたことで脱水になることがよくあり、その処置としての点滴のニーズが高いにもかかわらず、そうした突発事項への対応が今の仕組みではカバーできないのです。つまり、家族がいちはやく脱水などの異常事態に気づいても、看護師が常駐しているわけではないし、指示書もないため、点滴処置してもらうには救急搬送しかない、ということになってしまいます。このことは救急医療の圧迫にもつながります。

病院からは在宅医療でなんとかしてほしいとばかりに冷たい視線を感じることも実は少なくありません。しかし、これは在宅医の怠慢なのではなく、そもそも患者宅にしても施設にしても、一部の施設を除き看護師が常駐しているわけではないので、突発的な脱水には対処が難しいのです。このことが、病院にきちんと知られていないことも問題ではあります。

解決策として、突発的な体調不良への処置が在宅や施設内で完結できるようになれば救急医療の圧迫は減らせるのではないかと考えます。しかしそれには、現在の医療法のもとでは制限があります。というのも介護施設に所属する看護師は医師からの指示や指導がないと医療ケアができないという、医療行為における制限があるのです。

在宅医療の現場にいる者としては、この緩和も国に求めていきたいところです。点滴を例に挙げれば、現状、介護施設の看護師は医師からの指示や指導がないと点滴ができません。介護施設と医療機関では看護師が行える業務範囲が厳密に区別されているからです。

点滴は医療行為であり、介護施設では行えないというのがその根拠なのですが、実はこのルールには保険制度も絡んでいます。介護施設では原則、提供するサービスは介護保険の対象です。つまり、介護保険で認められていない行為は、看護師であろうとも介護施設ではできないのです。

また、介護保険は一つの事業所でしか利用できないという縛りもあります。このため、施設外である訪問看護ステーションから看護師が訪問するということもできません。施設が訪問看護ステーションと委託契約を結び、必要性を認めた場合のみ、施設負担で訪問看護を受けることができたり、厚生労働大臣が認める特定疾患や、精神科訪問看護などの特例が設けられており、該当する場合は医療保険を利用した訪問看護が受けられたりするなどの、いくつかの特例はありますが、該当するのはごく一部です。

このように保険制度の違いから、施設入居者・患者に提供できる医療や介護サービスは、外から見ると非常に複雑で理不尽に思える事柄も実はたくさんあるのです。

しかもこうした現行のルールが、病院によってはあまりよく理解されていないこともあります。例えば認知症で頻繁に点滴を自己抜針してしまう人が介護施設にいて、施設では対応が困難なので入院させてほしいと病院に頼むと、けげんな顔をされることがあるのです。つまり、介護施設では医師がいなければ点滴の針を刺せない、ということが病院に理解されていないということです。

いずれにしても介護施設で行えない医療は入院で対応をお願いするしかなく、結局は急性期病院に負担を掛けることになってしまいます。これは国が進めている病院の機能分化や、地域医療の充実の方向とは逆行すると私は思います。介護施設で必要となる医療行為についての保険制度上の扱いについては再考を願っています。

在宅医療にもオンライン診療を

社会に大きな爪痕を残したコロナ禍ですが、これをきっかけにリモートが普及したのは不幸中の幸いだったと思います。在宅医療分野でも退院カンファレンスをリモートで行っても保険算定されるようになり、業務の効率化が進みました。

さらに、外来医療ではリモートを用いたオンライン診療も広がりを見せています。しかし一方、在宅診療においては今のところ、オンライン診療の保険算定は限定的になっています。

在宅医療は、患者の全身を診る前提ですから対面が原則であるのは当然です。しかし急な体調不良を起こした場合、現状では臨時の往診要請を家族や訪問看護師等から受けて医師が向かうことになりますが、ほかの定期診療の予定が入っているためすぐ駆けつけることがまずできません。経営的に余裕のあるクリニックでは、臨時専門の医師が待機しているところもあるようですが、そういったところは少ないのが実状です。

そのようなときに、まずはオンラインで患者の様子を見せてもらい、そこから分かる範囲で医師が病状を判断し、家族や訪問看護師に処置やケアの指示を出せるようになれば、応急処置的なことも可能になりますし、家族も、たとえオンラインであってもすぐに医師とすぐつながり、画面を通して診てもらえたという安心感が得やすいと思うのです。

現状では、この方法は診療とはみなされず保険算定もされませんが、特例として認めてもらえれば患者へ提供する医療の質向上にもつながると考えます。

ＩＣＴやＡＩのさらなる活用

医師の移動が多い在宅医療では電子カルテや、クラウドなどのＩＣＴとの親和性は高く、今後も加速化されていくのではないかと予想しています。ただし、今のところ保健事業に属する健診・検診データは電子カルテに反映されないなど、一人の患者の健康状態をトータルで把握できる状態にするにはまだまだ課題があります。また、情報漏洩を未然に防ぐなどのセキュリティ面の強化も必要です。

さらには、高齢の患者や家族の療養や生活のサポートに役立つシステムや機器が増えていけばよいと思っています。これには、何より使い方が分かりやすく、誰でも使いこなせるものであることが必須条件です。現在でも就寝中の転落防止を目的とした、寝具に設置する離床センサー付きの機器などが病院や介護施設では使われていますが、もっと踏み込んだ、医療ケアが自動で行われるような機器が開発され、普及していけば在宅医療の質向上に貢献すると考えています。

私が最も喫緊の課題と考えているのは、在宅療養者の血糖コントロール不良の問題です。特にインスリンの自己注射がうまくできない人が多く、認知機能が低下するとなおさらです。適切なタイミングで打てず低血糖を起こすケースがよくあり、頭を悩ませているのです。命に関わるだけに、訪問看護師が注射するなどの対応でなんとか対応していますが、それにも限界を感じています。インスリンは作用時間が長いもので24時間程度ですが、介護保険では、訪問看護師は原則週3回までしか訪問できないので、その長時間作用型を使用したとしても、血糖を良好にコントロールすることは非常に困難なのです。

インスリン注射が適応となる患者は、内服だけではまずコントロールできませんし、それすら用法用量が守られないケースも少なくありません。

そうしたことが原因で施設へ入らざるを得ないケースも多々あります。しかし、施設なら万全かといえばそれにも疑問符がつきます。インスリン注射は施設付きの看護師が介護保険で行うことができますが、朝と夜は人手不足になりやすいため、適切な時間に注射ができるとは限らないからです。

インスリン投与を、訪問看護師頼みではなく、テクノロジーで解決できたら患者にも在宅医療・介護従事者にも大きな貢献になることは間違いありません。

新しい社会資源の創出へ

私の知人に、清掃会社を経営しながら医療系の事業も行っている男性がいます。これまでたくさんの高齢者世帯の様子を見てきた彼の話によると、ちょっとした家具の移動や物の片付け、そして庭木の手入れが3大悩みの種なのだそうです。

日々の掃除や衣服の整理など、一般家庭で日常的に行われる範囲なら、介護保険でサービスが受けられるものもありますが、季節あるいはライフスタイルの変化などで大がかりな模様替えをしたり、庭をきれいにしたり、といったことまでは網羅していません。また、同居家族がいても高齢で、老老介護のような状況では、日常の家事も手が回らないものですが、同居家族がいるという理由で介護保険によるサービスの対象外になってしまうこともあります。

どうしても公の制度だけでは、高齢者の生活を１００％支えるには限界があります。介護保険はすばらしい制度ですが、介護保険で高齢者が生涯、住み慣れた場所で快適に暮らせるためのサービスのすべてをまかなえるとは言い難い、というのが率直な思いです。

先の知人は、例えばボタン一つで自分の会社につながり、大掃除なり物の移動なり、庭の草むしりなり、高齢者世帯が困っているときにすぐ手を差し伸べられるようなシステムをつくりたいと話していました。もちろん有償にはなりますが、お金があってもどこに頼めばよいか分からず、億劫になってしまうといった高齢者にありがちな問題を解決するにはいい仕組みだと私も思います。

さらに、その仕組みを発展させて、往診してほしいときにボタン一つで医師とつながるようにできれば、在宅医療ももっと身近で利用しやすい存在になれるのではないかとも思いを巡らせているところです。

今は地域ごとに企業やあるいは自治体が予算を割いて行っているところもあるのかもしれませんが、これだけ高齢者率の高い社会なのですから、おのおのの地域任せではなく、もっと国レベルで行政も巻き込みながら、仕組みを構築していけたらいいのに、という思いがあります。

国の旗振りで進められている地域包括ケアシステムは、確かに増大する介護需要に地域で応えていくことが主なミッションではあるものの、介護に頼りきりではなく、できるだけ長く自立した生活を送れるのが望ましいことはいうまでもありません。したがって、もちろん医療・介護サービスの充実は同システムのなかで重要課題ではありますが、その範疇に入りきらない生活全般をサポートする仕組みの充実についても、もっと論じられるとよいのに、というのが私の考えです。日々の暮らしで直面する困ったことのよろず相談先のような窓口があれば、高齢者がより安心して生活できる社会になるのではないかと思っています。

少子化が進み、マンパワーが限られている日本において、医療も含めた生活全般を支える仕組みが、テクノロジーも駆使して現実のものになっていけば、人だけでなく時間、場所も含め効率化を図りながら、サービスの質向上が期待できます。

さらに視野を広くもてば、それらはなにも高齢者限定のサービスである必要はありません。子育て世代ももっと若い世代も、すべての人が生活のなかに取り入れて便利に暮らせるプラットフォームへと発展する可能性も大いにあると思っています。例えば共働きで子どもが小さい家庭やシングルマザー、ファーザーの家庭などで生活のあれこれに手が回りにくい若い世代にも対象を広げれば、住民全員が暮らしやすく便利な社会がつくれるかもしれません。

つまり、今は地域包括ケアシステムのなかでも特に医療・介護分野に重点がおかれているように思えますが、いずれはこれらを先行モデルとして、生活全般を見据えた「新たな社会資源」の創出へつなげられることを、私は期待しているのです。

そう思えば、在宅医療、介護の仕事は、未来の「誰に対しても優しい社会」を支える社会資源創出の源、アイデアの宝庫といえるのかもしれません。

地域医療のみならず、地域社会の未来をつくっていく――最後はややスケールの大きな話になりましたが、在宅医療・介護業界こそ生活者の立場で声を上げていくべきだと考えます。在宅医療の世界はまだまだ未知数。私たちは皆、フロンティアです。医療を必要とする人々の生活に寄り添いながら、一人でも多くの方が地域で安心して暮らせる社会づくりに関わっていけることが、これからも楽しみで仕方ありません。

おわりに

一生懸命治療にあたり、ようやく退院にこぎつけた患者がたった数カ月で戻ってきてしまうのはなぜだろうか――、精神科病院勤務時代に抱いた一つの疑問がきっかけとなり、在宅医へ身を転じて約5年が経ちます。

それまでは地域包括ケアシステムが推進され、日本の医療も病院主体から地域主体へと転換していくなか、自分にできることは何だろうと常に自問する日々でした。

私のクリニックは「ふくろう」をシンボルにしています。ふくろうは海外では「幸運の鳥」として知られています。古代ローマ神話における技術・芸術・音楽・医学・教育の神である女神「ミネルヴァ」の肩にとまっていたのがふくろうで、知恵の象徴とされていることや、エジプト神話においては危険を予知できる鳥として扱われていたともいわれています。これにあやかり、私たちも患者や家族が安心して暮らせるよう常に知恵を絞り、コミュニケーションを密にし、危険をすぐに察知し手を差し伸べられる存在でありたいという思いを、ふくろうのシンボルに込めています。

在宅医療を受ける高齢者の多くは、病気を完治させたいというよりは、病気と付き合いながら平穏に生きたいと望んでいます。自ずと在宅医に期待される役割は、病気を完治させることよりも、患者の生活を支えることに比重がおかれます。

高齢者が最期までより良く生きるとはどういうことか、それを叶えるためにどのような医療やケアが必要なのかについては、そもそも個別性が高く、一つの正解が出る問いではありません。しかし、だからこそとことん、医療・介護スタッフが額を突き合わせ、一人の患者のために考えることに在宅医療の存在意義があるのだと思っています。

そこには出世レースもありませんし、スタンドプレーの場もありません。「神の手」「名医」の称号にも、おそらく縁はない世界です。

それでも、たくさんの人に望まれていて、直接「ありがとう」の言葉をもらえる在宅医療は、医師を医師としてだけでなく人間として成長させてくれます。そこにプライオリティを見いだしてもらえたならぜひ、我こそはと仲間に名乗りを上げてほしいです。

在宅医療を通して「優しい社会づくり」に貢献できるだけにとどまらず、地域から世界をも視野に——在宅医療は伸びしろが大きい領域です。自分たちの手でつくったり、変えたりしていきたいという思いも強いです。在宅医療の充実で地域に安心を届けられ、それによって日本の医療全体がうまく回るようになることを願ってやみません。

最後になりましたが、私の思いをいつも受け止めてくれ、開業前から看護師という専門職の立場で私にアドバイスやサポートをし続けてくれ、そして私が急患対応に追われるときも母親としての立場をまっとうし子どもを見守ってくれている妻に、心から感謝の意を表し、本書の結びとします。

【著者プロフィール】

杉山 昂

1989年生まれ、静岡県出身。早稲田大学基幹理工学部に進学し医療分野での研究職を目指すも、研究職としての幅が少ないことから、医師を目指すために中退。2010年より鳥取大学医学部医学科に入学し、てんかんや発達障害など子どもの精神系の病気を診る科目や、限界集落の高齢者医療について学ぶ。2018年より国立開発法人国立国際医療研究センター国府台病院で精神科医となるも、病院が患者の帰ってくる場所になってしまっている現状を目の当たりにして、在宅医療を意識するようになる。2018年、医療法人社団杉交会 杉山クリニックにて在宅医療を学ぶ。2020年４月、SKYファミリークリニックを設立。2022年６月に法人化し、医療法人社団ほしぞらを設立。
広い医療を患者に提供することを目指し、2023年秋に開院予定の池袋分院を皮切りに、今後は都内を中心に分院を開院予定。

本書についての
ご意見・ご感想はコチラ

在宅医療の職分

2023年８月17日　第１刷発行

著　者　　杉山 昂
発行人　　久保田貴幸

発行元　　株式会社 幻冬舎メディアコンサルティング
〒151-0051　東京都渋谷区千駄ヶ谷4-9-7
電話　03-5411-6440（編集）

発売元　　株式会社 幻冬舎
〒151-0051　東京都渋谷区千駄ヶ谷4-9-7
電話　03-5411-6222（営業）

印刷・製本　中央精版印刷株式会社
装　丁　　弓田和則

検印廃止

Printed in Japan
ISBN 978-4-344-94711-5 C0047
幻冬舎メディアコンサルティングＨＰ
https://www.gentosha-mc.com/